Knaur

Dr. med. Bernd Reinhardt

Ohne Rückenschmerzen bis ins hohe Alter

Das neue
Rücken-
programm
für Kopf und
Körper

Knaur

Dr. med. Bernd Reinhardt

Ohne Rückenschmerzen bis ins hohe Alter

www.knaur-ratgeber.de

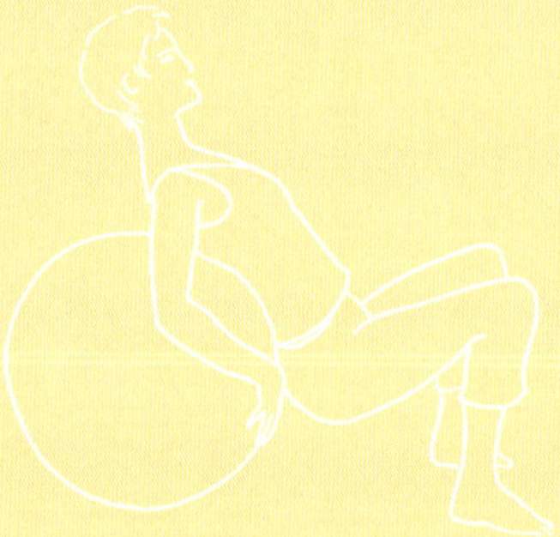

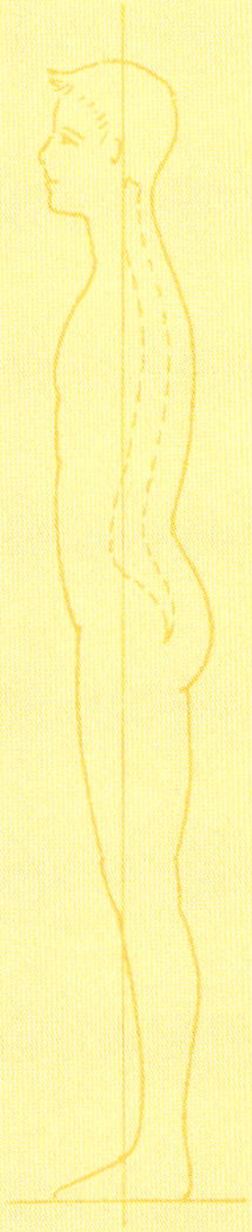

4] Jeder ist sein eigener Bildhauer 82

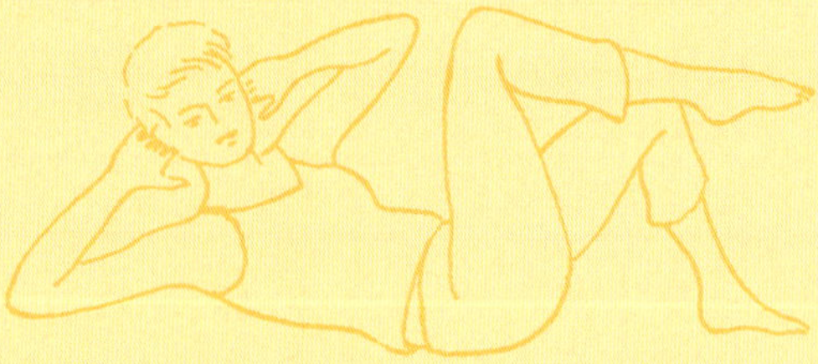

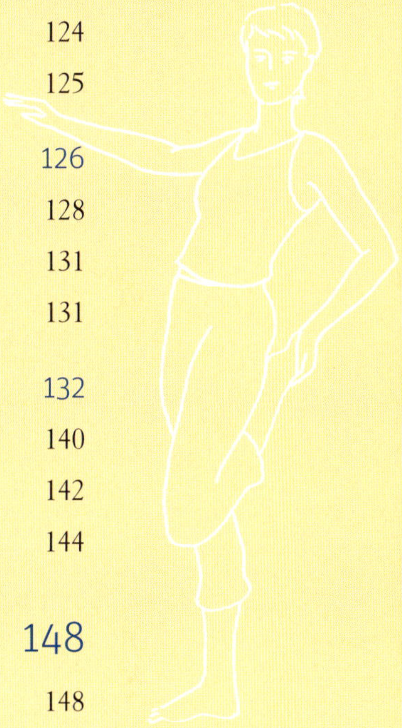

Lernen Sie Ihren Rücken kennen

Jede Zeitepoche hat ihre Krankheiten. Heutzutage führen Rückenprobleme die »Hitliste« der Volkskrankheiten an. Zwölf Prozent der Deutschen haben täglich Rückenschmerzen, und 30 Prozent der Arbeitsunfähigkeiten beruhen auf Erkrankungen des Stütz- und Bewegungsapparates.

Die Ursachen der sich fast epidemisch ausbreitenden Rückenprobleme sind oft mit noch so genialen und innovativen Untersuchungsmethoden nicht zu klären. Am Verschleiß der Wirbelsäule kann es nicht liegen, denn der war früher an einem abgearbeiteten »Bauernrücken« wesentlich deutlicher im Röntgenbild zu beobachten als heute bei einem »Bürorücken«.

Als mögliche Ursachen von Rückenschmerzen werden einerseits mechanische Auslöser wie Fehlhaltungen, Haltungsschäden, Sitzzwang, Bewegungsmangel, anhaltende einseitige körperliche Fehlbelastung, Überlastung, Sport- und Unfallschäden in Betracht gezogen. Andererseits kommen auch psychische und psychosoziale Hintergründe als Schmerzverursacher in Frage, beispielsweise Stress, berufliche sowie häusliche Überforderung, persönliche Krisen, etwa bei Ehescheidung oder Verlust des Arbeitsplatzes.

Unser Rücken, der »Träger unseres Lebens«, ist von Kindesbeinen an jeden Tag unendlich vielen Einwirkungen von außen und von innen ausgesetzt. Aber zum Glück lässt sich auch schon in ganz jungen Jahren ein Weg zu einer (rücken)gesunden Lebensführung finden. Jeder sollte zunächst seinen »Istzustand« selbst kontrollieren oder diesen untersuchen lassen und sich hin und wieder einmal fragen: »Wie gesund sind meine Füße? Sind meine Beine wirklich gleich lang? Ist mein Rücken krumm oder gerade? Wie beweglich und leistungsfähig ist mein Rücken eigentlich? Womit bin ich an meinem Stütz- und Bewegungsapparat nicht so ganz zufrieden?«

Mit der Ganganalyse beispielsweise oder mit der 3-D-Vermessung der Wirbelsäule und des Beckens bieten sich heute einfache, bezahlbare Untersuchungsmethoden ohne Nebenwirkungen an. Bei Auffälligkeiten sollten Sie sich also auf jeden Fall von einem Arzt untersuchen lassen.

In diesem Rückenratgeber bekommen Sie zunächst das erforderliche Grundverständnis für den Bau und die Funktion Ihrer Wirbelsäule vermittelt. Denn ohne diese Kenntnisse können Sie die normale Funktion Ihrer Wirbelsäule gar nicht verstehen. Und wenn Sie Beschwerden haben, ist es noch wichtiger, dass Sie begreifen, was mit Ihrem Körper in dieser Situation geschieht oder zu geschehen hat. Dem behandelnden Arzt sollten Sie nämlich nicht die alleinige Verantwortung für Ihren Körper überlassen.

In diesem Buch lernen Sie außerdem die psychischen und psychosozialen Zusammenhänge von Rückenproblemen kennen. Auch wenn Sie diese zunächst vielleicht nicht wahrhaben wollen, möchte ich Sie dazu bewegen, sie zu akzeptieren. Die Muskelspannung Ihres ganzen Körpers wird im Wesentlichen von Ihrem momentanen seelischen Befinden gesteuert. Wussten Sie das? Verspannt sein kann man tatsächlich nur, wenn man innerlich angespannt ist.

Mögen Sie aus meinem Gesundheitsangebot, das Ihnen in manchen Punkten wahrscheinlich etwas unkonventionell erscheint, Ihren eigenen Weg zu einem Leben ohne Rückenschmerzen finden. Dieser Weg sollte mit großem Spaß und starker Motivation, mit vielfältiger Bewegung, angenehmer Entspannung und zahlreichen positiven Gedanken gepflastert sein. Da die meisten Rückenschmerzen von selbst wieder vergehen, möchte ich Ihre mögliche Angst vor Rückenproblemen und deren Folgen dadurch eindämmen, indem ich Ihnen Hinweise auf schmerzhafte Vorgänge gebe, die ernst zu nehmende, krankhafte Veränderungen an Ihrer Wirbelsäule signalisieren könnten. Diese »gelben und roten Flaggen« sollten Sie nicht übersehen. Die goldenen Rückenweisheiten begleiten Sie außerdem durch Ihren schmerzfreien Alltag.

Herzlichst Ihr Dr. Bernd Reinhardt

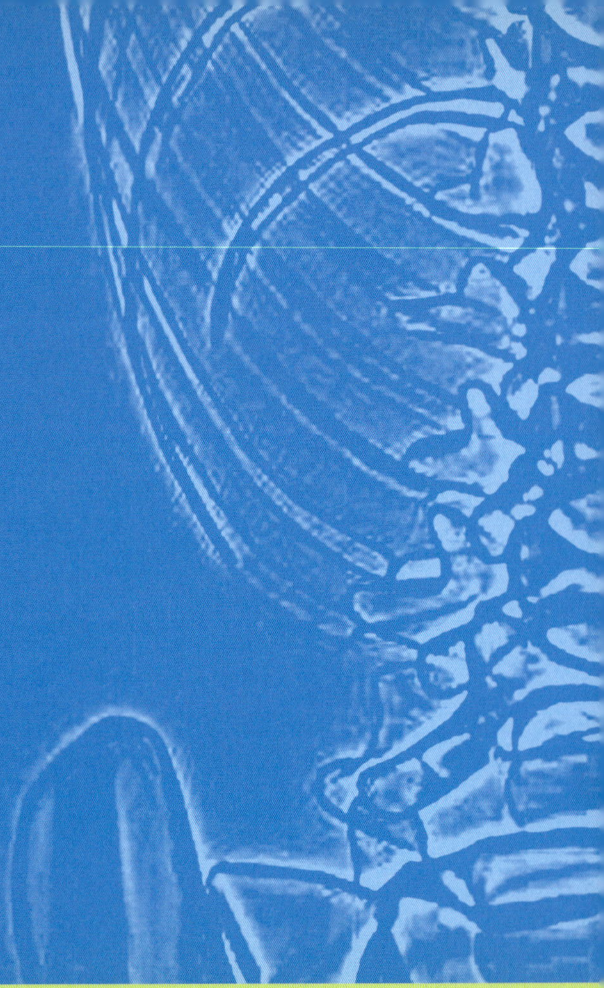

1] Aufrecht durchs Leben

Von den Bäumen herunter auf zwei Beine

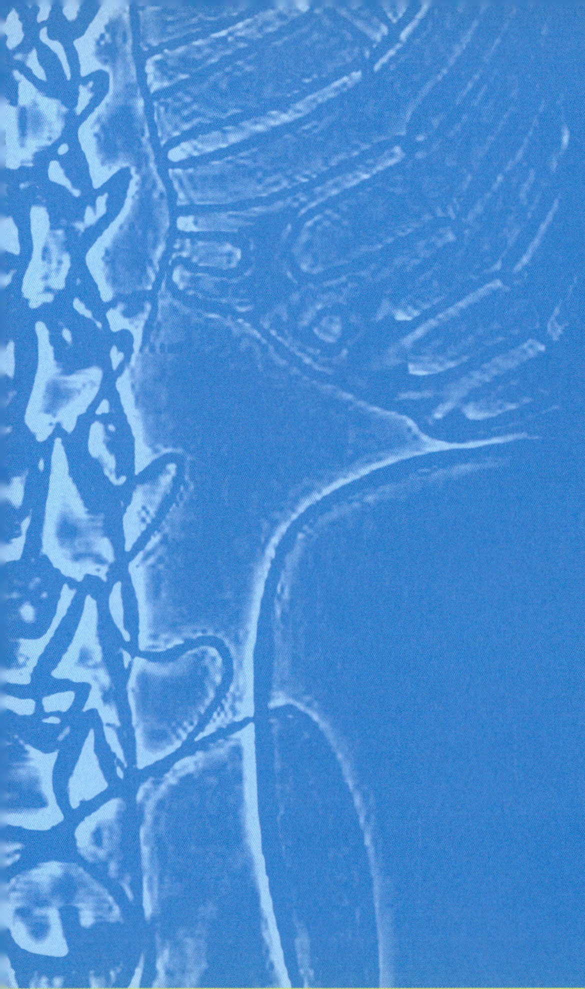

Seit 500 Millionen Jahren schon, nämlich seitdem es der Natur gelungen ist, einem kleinen, fischartigen Wasserbewohner eine wirbelsäulenähnliche Stütze zu geben und ihn dazu zu bewegen, aus dem kühlen Nass zu steigen, haben alle Lebewesen dieses Planeten ein großes Problem: Sie können die Anziehungskraft der Erde, die Schwerkraft, nicht so leicht überwinden.

Der lange Weg vom Wasser aufs Land

Warum das Überleben für den »Homo sapiens« eher auf zwei Beinen gewährleistet war, werden Sie im Folgenden erfahren. Dass die aufrechte Haltung uns Menschen allerdings bis heute oft Schmerzen bereitet, hat sicher jeder schon einmal am eigenen Leib gespürt. Lernen Sie, Ihren Körper besser zu verstehen, damit Ihnen Ihre Wirbelsäule ein Leben lang Halt und Stabilität verleiht.

Die ersten Lebewesen existierten bereits vor Milliarden von Jahren in den Ozeanen. Im Laufe der Entwicklungsgeschichte begannen die Wirbeltiere, das Wasser zu verlassen. Die Urwirbelsäulen gaben ihnen hierfür den notwendigen Halt. So konnten sie auch an Größe zunehmen.

Die Urwirbelsäulen waren bereits von Anfang an elastisch. Deshalb konnte und kann sich eine Schlange so elegant vorwärtsbewegen.

Aus den Flossen der Fische bildeten sich dann die Extremitäten Arme und Beine heraus, damit die ersten Landbewohner auch ohne das Wasser lebensfähig waren. Amphibien und Reptilien konnten ihren Leib mitschleifen und später sogar vom Boden abheben, um sich rascher fortzubewegen.

Stärker auf zwei Beinen

Bei den Säugetieren vergrößerten sich die Extremitäten mit der Zeit so stark, dass sich der wachsende Körper ganz vom Boden zu lösen vermochte. Er wurde nun, durch die Wirbelsäule gehalten, von vier stabilen Beinen getragen und blieb im Gleichgewicht.
Vor etwa zwei Millionen Jahren dann wurde es sehr kalt auf der Erde. Die Tiere, beispielsweise das Wollhaarmammut, brauchten ein dickes, warmes Fell und reichlich Körperfett, um nicht zu erfrieren. Aber dann, als es auf der Erde immer wärmer

wurde, lauerte eine weitere Gefahr auf die Tiere, eine neue Säugetierart – der Mensch. Seine Ursprünge reichen gar nicht mal so weit zurück: Vor etwa 500000 Jahren existierten in den Urwäldern und Savannen Afrikas Säugetiere (Primaten), die ihre Nahrung auf den Bäumen suchen mussten, weil sie gelernt hatten, mit Händen und Füßen zu klettern, und weil sie dort oben in den Ästen vor ihren Feinden in Sicherheit waren.
Am Boden brachte es diesen Tieren große Vorteile, wenn sie sich auf den Hinterbeinen aufrichteten und dadurch nun so groß waren, dass sie einen guten Überblick hatten und bequem nach ihren Feinden Ausschau halten konnten.

Australopithecus – der erste Zweifüßer

Er fühlte sich auf den Bäumen, in denen er auf der Suche nach Früchten herumkletterte, ebenso wohl wie auf dem Boden, wo er Wurzeln ausgrub. Und weil die Aufrichtung eindeutige Vorteile im Überlebenskampf mit sich brachte, wurde diese neue Art des Stehens und Fortbewegens von der Natur wohl als vorteilhaft beibehalten.
Durch den aufrechten Gang hatten die Vormenschen die Hände frei für das Werfen von Steinen und zum Schwingen von Holzknüppeln, etwa wenn sie sich der Feinde erwehren mussten, aber auch zum Herstellen und Nutzen primitiver Werkzeuge aus Stein- und Knochenstücken. Das Freiwerden der Hände stimulierte außerdem die Weiterentwicklung des Gehirns. Der »gute Riecher« entwickelte sich zwar zurück, denn das Schnüffeln am Boden war nun nicht mehr so zwingend notwendig, dafür aber wurde das Sehvermögen dieser Lebewesen immer besser.

Homo sapiens – der moderne Mensch

Die Fortentwicklung des Gleichgewichtssinns und der dafür erforderlichen Organe war beim aufrechten Gang nun unausweichlich. Der »Homo sapiens« (lateinisch homo heißt Mensch, sapiens bedeutet weise), der Vorfahr des modernen Menschen, entwickelte sich über eine Zwischenform aus dem Homo erectus (siehe Kasten). Er war größer und feiner gebaut als seine Vorfahren, ausgewachsen maß er etwa 1,80 Meter.
Er begann, sich die Erde untertan zu machen, im eigentlichen Sinn des biblischen Wortes. Offensichtlich war es für ihn von Vorteil, wenn er sich besser aufrichten konnte als andere Lebewesen: So überblickte er alles, er gab eine »bessere Figur« ab, und man musste zu ihm aufsehen.

Entwicklung des Menschen

Vor 5 Millionen Jahren:
Affen-Mensch (Fortbewegung auf allen vieren)

Vor 3,5 Millionen Jahren:
Australopithecus (Menschenaffe, teilweise aufrechter Gang)

Vor 2,5 Millionen Jahren:
Homo habilis (»geschickter« Mensch, teilweise aufrecht gehend)

Vor 1,8 Millionen Jahren:
Homo erectus (»aufrechter« Mensch, größer als Homo habilis)

Vor 100 000 Jahren:
Neandertaler und früher Homo sapiens (Vorfahr des modernen Menschen)

Die Schwerkraft überwinden und abheben

Heute wollen wir sogar nach den Sternen greifen! Wir erobern den Makrokosmos, wir richten Weltraumstationen ein und schicken bemannte Spaceshuttles ins All. Dies jedoch bringt uns wieder auf den Boden der Tatsachen: Wir müssen erfahren, dass es ungeheurer Kräfte bedarf, um eine Rakete aus dem Bereich der Schwerkraft zu lösen. Dabei werden die Stützorgane, die Wirbelsäulen der Astronauten, mit einem Vielfachen der Erdanziehung belastet. Denn, einmal im All, baut die dort vorherrschende Schwerelosigkeit Muskeln und Knochen bedauerlicherweise ab, weil sie offensichtlich in dieser Situation nicht mehr gebraucht werden. Wer sich am Himmel bewegt, der schwebt.

Evolution im Zeitraffer

»Die Ontogenese (Entwicklung des Individuums aus seinem Keim) ist eine abgekürzte Wiederholung der Phylogenese (Stammesgeschichte)«, lautet die »Biogenetische Grundregel«, die von dem Zoologieprofessor Ernst Haeckel (1834–1919) formuliert wurde.
Das heißt mit anderen Worten: Der kleine Mensch erlebt ab dem Zeitpunkt seiner Zeugung im Mutterleib eine Wiederholung seiner Entwicklungsgeschichte (Evolution) bis hin zum «Homo sapiens« – natürlich alles im Zeitraffer-Tempo. Er durchläuft im Mutterleib die embryonale Phase. Bevor der Winzling seine endgültige Form erreicht, ist er zunächst ein Embryo, ein Keimling, der zeitweise Kiemen und Kiemenbögen ausbildet, wie wir sie bei niederen Wirbeltieren wie den Fischen finden. In der Entwicklung höherer Tiere werden Stufen durchlebt, die in ähnlicher Art bei niederen Formen bleiben.

Die körperliche Aufrichtung im ersten Lebensjahr

Das Neugeborene ist noch keineswegs »fertig«, wenn es dann endlich auf der Welt ist. Seine Individualentwicklung ist längst nicht abgeschlossen. Im ersten Lebensjahr gelingt es dem Kind schließlich, sich aufzurichten. Nach der Kriechphase und der vierfüßigen Krabbelphase hat es seine Muskeln so weit trainiert und ausgebildet, dass es den Kampf gegen die Schwerkraft gewinnen und seinem Bedürfnis, aufrecht zu stehen und allmählich zu laufen, nachkommen kann.

Mögliche Fehlentwicklung beim Kleinkind

Das Stützorgan, der Achsenstab der primitiven Tiere, die sogenannte *chorda dorsalis*, wird bei allen Wirbeltieren in der frühen Embryonalphase angelegt und später dann durch die Wirbelsäule ersetzt. Die »chorda« verschwindet im Wirbel fast vollständig, ein kleiner Rest jedoch verbleibt in der Zwischenwirbelscheibe (Bandscheibe) und erfüllt dort eine ganz spezifische Funktion als »nucleus pulposus«, als zentraler Gallertkern (siehe Seite 20).

Die Wirbelsäule wirkt beim aufrechten Gang des Menschen als Stütze des Rumpfes und trägt den schweren Kopf. Das Skelett der Gliedmaßen verbindet sich durch Schulter und Beckengürtel mit dem Rumpfskelett.

Bei einem heranwachsenden Kleinkind können nicht ganz folgerichtige Entwicklungsvorgänge bei der Ausbildung des zuerst vorwiegend knorpelig angelegten Achsenorgans bis hin zur regelrecht verknöcherten Wirbelsäule auftreten und so zum Krankheitspotential werden. Auch die Natur pfuscht leider gelegentlich!

Gegen die Schwerkraft

Wir müssen in der Tat jeden Tag der Schwerkraft entgegenwirken und um unsere körperliche und seelische Balance ringen. Solange wir die Erde nicht verlassen, bestimmt nämlich die an der Erdoberfläche auf den Körper wirkende Kraft unsere äußere Form und Fortbewegungsweise. Ob wir nun stehen oder uns bewegen, es bedarf stets der Kraft. Auf dem Mond hingegen könnten wir federleicht größere Sprünge vollführen.
Um uns fortzubewegen, benötigen wir das Knochengerüst (Skelett), die Muskeln (siehe Seite 24) sowie das Nervensystem (siehe Seite 26). Das Skelett wird von den Knochen gebildet. Es gibt dem Körper und den Organen von Mensch und Tier Halt und Form. Die Muskeln, die rund 40 Prozent der Körpermasse ausmachen, sind der Motor, der die Karosserie bewegt. Und das Nervensystem stellt das Kabelwerk dar, welches das Gehirn als Steuerzentrale mit den Muskeln verbindet.

Morgens aufstehen – ein ziemlicher Kraftakt

Obwohl diese physischen (körperlichen) Vorgänge leicht erfassbar sind, ist die Aufrichtung zum »Homo erectus« (siehe Seite 13) mühsam, sie kostet Kraft und Arbeit. Schon frühmorgens, wenn wir aus dem Bett aufstehen, müssen wir eine Leistung erbringen. Es ergeht uns zunächst wie einem Säugling: Solange er liegt, befindet er sich in einer stabilen Gleichgewichtslage mit breiter Auflagefläche. Alles ist in Ordnung.

Ohne Bewegung kein Leben

Ob zu Wasser, zu Lande oder in der Luft – die Schöpfungskraft der Natur scheint unendlich zu sein. Jedes Lebewesen entwickelt sich entsprechend seinen Überlebensanforderungen:

Die vom Feinschmecker hochgeschätzte Forelle beispielsweise kann dank ihres kräftigen Flossenschlags blitzartig auf 14 Kilometer in der Stunde beschleunigen und so eine Fliege schnappen. Eine Weinbergschnecke kriecht in »atemberaubendem« Tempo in der Stunde zwei Meter weit, um den Partner oder die Partnerin zu erreichen. Ein Wanderfalke stürzt sich mit angelegten Flügeln mit Tempo 200 auf die Taube – und er muss seinen Sturzflug auch noch abbremsen. Selbst die betörend schöne Blüte einer Pflanze bewegt sich nach dem Sonnenstand. Es ist also klar: Ohne Bewegung gibt es kein Leben!

Wussten Sie schon, dass Ihre Muskeln eine chemische Fabrik sind? Bewegte Muskeln bilden ein hormonelles Regulationszentrum, das z. B. auf den Fettstoffwechsel erheblichen Einfluss nimmt. Unsere aktive Muskulatur stellt uns die Energie bereit, die wir gegen vorzeitiges Altern und zur Vermeidung chronischer Erkrankungen benötigen.

Aber nun wird's schwieriger: Beim »Zusammenraffen« in die Knie-Ellenbogen-Stütze benötigen wir Muskelkräfte, um eine gewisse Balance zu halten, wobei in dieser Phase eine Menge Muskelfasern erst noch geweckt und aktiviert werden müssen. Dies erreichen wir durch Dehnen und Räkeln. Stehen wir dann endlich vor dem Bett, sollten wir möglichst schnell in ein kompensiertes Gleichgewicht zwischen der Skelettbelastung der Wirbelsäule durch das Körpergewicht einerseits und der Gegenkräfte der Muskulatur andererseits kommen.

Vor einem Spiegel würden wir nun im idealen Lot stehen, wenn das Schwerpunktlot durch den äußeren Gehörgang verliefe und sich unmittelbar vor den Fußknöcheln auf die Unterlage projizierte. Jede Abweichung aus der idealen Schwerelotlinie bewirkt eine reflektorische (unwillkürliche) Reaktion der Muskulatur.

Haltungskorrektur durch die Muskeln

Die Informationen, die Ihr Gehirn bekommt, stammen aus sehr vielen Rezeptoren (Fühlern), z. B. aus solchen, die auf eine Dehnung der Haltemuskulatur, auf Veränderungen der Gelenkstellung, auf unterschiedliche Druckbelastung der Füße und auch auf die Dehnung der Haut ansprechen. Als Reaktion darauf werden sich sofort die Waden-, die Oberschenkelstreck- und die Rückenmuskeln anspannen. Die Muskeln korrigieren durch ihre Verkürzung Ihre Haltung so lange, bis die Balance im Lot schließlich wiederhergestellt ist.

Jegliche Abweichung vom Schwerelot bewirkt eine Muskelreaktion. Bewahren Sie daher ein starkes Rückgrat!

Und wenn Sie morgens, kurz nach dem Aufwachen, schon vor dem Spiegel stehen, dann kümmern Sie sich bei dieser Gelegenheit doch gleich auch noch um Ihr psychisches Lot, Ihr inneres Gleichgewicht. Blicken Sie in Ihr Gesicht und fragen Sie sich: »Kann ein Tag gut werden, wenn er mit dem Aufstehen beginnt?« Die Antwort geben Sie sich dann selbst mit einem bejahenden Lächeln, und Sie werden merken, dass sich Ihr Körper alsbald wie von selbst aufrichtet. Werden Sie zum selbstsicheren Steuermann des vor Ihnen liegenden Tages, locker im Stand auf wankenden Schiffsplanken.

Kommen Sie in der Früh erst einmal ins Lot!

Machen Sie täglich die Probe aufs Exempel: Legen Sie an Ihren Spiegel eine Lotlinie, z. B. einen roten Faden mit Bleigewicht, an der Sie sich morgens gleich nach dem Aufstehen seitlich betrachten, um sich »ins Lot zu rücken«. Stehen Sie dabei fest auf Ihren Füßen, strecken Sie die Hüften und die Knie.

Wenn Sie aus dieser Stellung den geraden Körper etwas nach vorne schwanken lassen, wird Ihr Gehirn, ohne dass Sie es merken, sogleich informiert: Er/Sie fällt nach vorne!

In die Balance finden

Im psychischen Lot befindet sich der Mensch laut wissenschaftlicher Erkenntnisse und nach dem Emotionsforscher Prof. Dr. J.-Heinrich Ellgring von der Uni Würzburg dann, »wenn die sozialen Darstellungsregeln bzw. die subjektiven Annahmen, wie man sich darzustellen habe, nicht im Konflikt mit der eigenen Stimmungs- und Antriebslage stehen. Bestehen Diskrepanzen zwischen Übereinstimmung zwischen dem eigenen erlebten Gefühlszustand und dem aufgrund von Darstellungsregeln geforderten Ausdruck, so kann man … disfunktionale muskuläre Spannungen erwarten.« Mit anderen Worten: Wenn ich genügend Rückgrat habe, um mich vor anderen nicht verbiegen zu müssen, befinde ich mich im seelischen Lot, und mein Rücken bleibt entspannt.

Gleichgewicht auf drei Ebenen

Sie können sich auf drei Ebenen ausloten!

Auf der Ebene der Füße: Treten Sie einige Minuten lang auf einer Stelle, indem Sie bewusst das Stand- und das Spielbein wechselweise aufsetzen. Die Schritte werden immer kleiner, bis Sie schließlich über eine Wippbewegung zum festen Stand kommen. Richten Sie sich dabei auf.

Auf der Ebene des Gesäßes: Setzen Sie sich auf die Mitte eines Gymnastikballs und schwingen Sie, auf Ihren Sitzbeinhöckern sitzend, in allen Richtungen mit Gesäß und Becken aus. Ihre Bewegungen werden in ihren Auslenkungen zunehmend kleiner, bis Sie sich auf der Mitte des Balls aufrichten.

Auf der Ebene des Kopfes: Balancieren Sie wie die Afrikanerinnen Gegenstände auf Ihrem Kopf und versuchen Sie, dabei locker und aufrecht zu gehen.

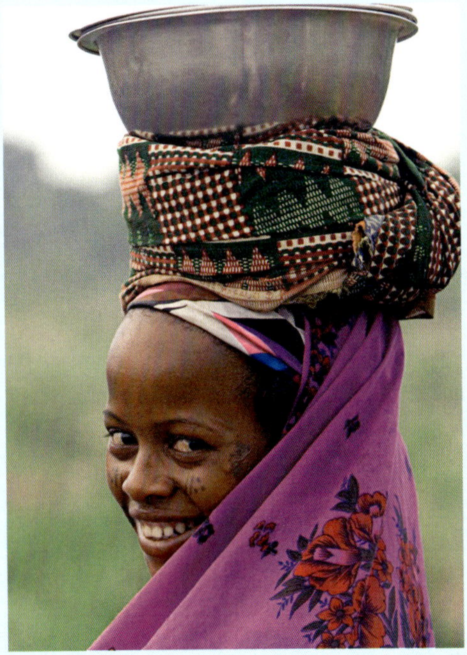

Spart Energie: Lasten auf dem Kopf tragen

Ein Großteil der Kraft, die wir beim Gehen für die einzelnen Schritte benötigen, verpufft ungenutzt. Bei Afrikanerinnen ist das anders. Balancieren sie etwa 20 Prozent ihres Körpergewichts auf dem Scheitel, so setzen sie Forschungen zufolge ihre Energie zu über 80 Prozent in Vorwärtsbewegung um. Selbst geschickten Gehern gelingt dies nur zu maximal 65 Prozent.

Schon kleine afrikanische Mädchen lernen die geheimnisvolle, energiesparende Art des Gehens (Pendelgang) von älteren Frauen. In der Tat schädigen die Afrikanerinnen mit dem Tragen auf dem Kopf ihren Rücken nicht, denn ihre Rückenmuskulatur wird durch das Ausbalancieren ständig trainiert.

Körper im Gleichgewicht: Wirbel und Bänder

Die Natur hat während Jahrmillionen etwas Wundervolles hervorgebracht: die Entwicklung des Menschen vom Vier- zum Zweibeiner. Forscher behaupten, die Wirbelsäule sei den Bedürfnissen des Menschen optimal angepasst. Die Bänder entlang der Wirbelsäule können nämlich Verschiebungen benachbarter Wirbel exakt koordinieren, und die dazugehörigen Muskeln leisten hervorragende Stützarbeit.

Meisterwerk der Natur

Der berühmte Architekt und Konstrukteur Frei (das ist der Vorname!) Otto ist ein herausragender Wissenschaftler, der neue Konstruktionen nach den von der Natur vorgegebenen Prinzipien (Bionik) erfand. Die Bionik meint sinngemäß das »Lernen aus der Natur für die Technik«. Der Begriff wurde vor rund 50 Jahren von einem amerikanischen Luftwaffenmajor geprägt.
Otto, der im Jahr 1957 eine »Entwicklungsstätte für den Leichtbau« gründete, befasst sich bis heute in seinem Architekturbüro in Stuttgart mit seinen beeindruckend leichten Dachkonstruktionen, durch die er sich einen großen Namen gemacht hat. Wie ist solch ein leichtes, umweltangepasstes Bauen denn möglich? Wie können riesige Dachflächen auf relativ dünnen Säulen überhaupt stabil halten? Möglicherweise fragen Sie sich jetzt auch, was das eigentlich mit der Wirbelsäule zu tun hat. Die Antwort ist ziemlich einfach: Architektur und Baukunst orientieren sich tatsächlich an der Natur, ja sogar an der menschlichen Wirbelsäule. So stand diese beispielsweise Modell für den Mast eines Kabelkrans.

Die Überdachung des Münchner Olympiageländes beispielsweise basiert auf Ottos Entwürfen. Das bekannte Olympiadach gilt als eines der wichtigsten deutschen Bauwerke aller Zeiten.

Druck und Zugbelastungen standhalten

Eine Säule in der Baukunst muss, ebenso wie die Wirbelsäule, Druck-, aber auch Zugbelastungen aushalten können. Druckbelastungen bestehen aus der Last, die eine Säule tragen muss, sowie aus dem Eigengewicht. Zugbelastungen gibt es z.B. bei Wind und Erdbewegungen. Die Höhe und die Schlankheit einer Säule sind wegen der Gefahr des Ausknickens begrenzt. Um beim Bauen Material einzusparen, werden für die extremen Anforderungen, die Druck, Zugbelastungen und mögliches Ausknicken stellen, getrennte Konstruktionsteile entwickelt.

Bei einem seilverspannten Mast übernimmt der mittige Stab die Druckkräfte, die seitliche Verspannung sichert die enormen Zugkräfte, und die Versteifung verhindert das Ausknicken.

Die Wirbelsäule – eine geniale Schöpfung

Für das getrennte Aufnehmen und gegenseitige Zusammenwirken von Kräften hat die Natur längst Lösungen gefunden, die den Werken des Menschen weit überlegen sind. Dieser kann sich an ihr allerdings orientieren, wie das Beispiel der Architektur (siehe Seite 18) zeigt.

Unsere Wirbelsäule mit ihrer Verbindung zu Muskeln und Sehnen ist eine geradezu wunderbare Schöpfung der Natur! Freilich wird sie oft von den Menschen durch übertriebene Belastungen bei Arbeit oder Sport und ganz besonders bei Extremaktivitäten oder Unfällen überstrapaziert. So weit sollten Sie es aber nicht kommen lassen und möglichen Fehlbelastungen durch regelmäßige Bewegung und Muskelstärkung vorbeugen.

Ist die Wirbelsäule (k)eine Fehlkonstruktion?

Nach Forschungen von Prof. Dr. Reinhard Putz, Facharzt für Anatomie und Prorektor der Universität München, ist »… die Wirbelsäule des Menschen der morphologische Ausdruck eines maximalen Kompromisses von statischer und kinematischer/dynamischer Beanspruchung«. Sie sei ein »höchst angepasstes Gebilde für den aufrechten Gang«. Putz hält sie sogar für eine »meisterhafte Entwicklung der Evolution zwischen den Anforderungen an höchstmöglicher Stabilität einerseits und maximaler Mobilität andererseits«.

Eigenverantwortung

Die meisten chronischen Erkrankungen, vor allem die des Bewegungsapparats, rühren von einem ungesunden Lebensstil her. Wir verlassen uns darauf, dass die neueste Medizintechnologie hilft, wenn wir körperliche Defekte schmerzhaft an uns erfahren müssen. Aber ohne Eigenkontrolle und rechtzeitige Übernahme der Verantwortung für sich selbst nimmt das negative Schicksal dann womöglich seinen Lauf. Ein Raucher, der immer sagt »es wird schon gut gehen«, wundert sich, wenn er plötzlich Lungenkrebs hat.

Gesundheitsverhalten ist eine Frage der individuellen Einstellung, aber auch soziokultureller Normen, die es nicht immer begünstigen. Brechen Sie daher aus dem Normverhalten aus und nehmen Sie Ihre Gesundheit frühzeitig selbst in die Hand!

Die Beanspruchung der Wirbelsäule von Vier- und Zweibeinern habe sich nicht grundsätzlich verändert. Die Muskelarbeit werde – im Gegenteil – beim aufrechten Gang sogar noch leichter, weil sich mit der Wirbelsäule auch das Becken aufgerichtet hat. Dadurch bekommt sie eine stabile Basis, die Armen, Schultern und Rumpf ihre so erstaunliche Beweglichkeit verleiht.

Stabilität und Mobilität

Um mit Ihrem Körper, vor allem mit Ihrem Rücken und seiner Muskulatur, noch besser umgehen zu können, lernen Sie erst einmal Ihren Halteapparat genau kennen: Die Wirbelsäule, die aus sieben Hals-, zwölf Brust- und fünf Lendenwirbeln sowie dem Kreuzbein aufgebaut ist, die Muskulatur mit ihrer wichtigen Stützfunktion, die Bänder, die unter anderem auch die Bewegungen dämpfen, sowie das Nervensystem, das einen großen Anteil an der Schmerzgestaltung und -empfindung hat.

Regelmäßiges Training

Wir sollten unser Rückgrat durch regelmäßiges gezieltes Muskeltraining pflegen und stärken. Gegebenenfalls haben wir im Lauf des Älterwerdens mit zunehmenden Rückenbeschwerden zu rechnen. Aber immerhin hat uns die Natur ein in ihrem Sinn optimales Material für eine Lebensspanne von etwa 40 Jahren mitgegeben.

Was wir dann letztendlich daraus machen, liegt zum großen Teil in unserer Hand.

Ziemlich belastbar: die Wirbelkörper

Die Wirbelkörper der Lendenwirbelsäule sind größer als die der Halswirbelsäule, weisen jedoch etwa die gleiche Festigkeit pro Volumeneinheit auf. Die Lendenwirbelkörper vermögen höheren Belastungen standzuhalten. Dies erklärt sich ausschließlich durch deren größere Masse.

Im Innenraum jedes Knochens befindet sich die sogenannte Spongiosa, ein schwammartig aufgebautes System aus feinen Knochenbälkchen.

Die Spongiosa bildet ein engmaschiges Gerüst, deren Architektur davon abhängt, ob der Knochenabschnitt eher Biege- und Torsions-(Verdrehungs-)Kräften ausgesetzt ist oder überwiegend Druck aushalten muss, wie das beispielsweise bei den Wirbelkörpern der Fall ist. Die Spongiosabälkchen sind in jedem einzelnen Wirbelkörper so ausgerichtet, dass sie an die Aufnahmeachse aller Druckkräfte optimal angepasst sind.

Stabile Verbindungen: die Bandscheiben

Die 23 Zwischenwirbelscheiben dienen als eine Art Stoßdämpfer zwischen den Wirbelkörpern. Eine Bandscheibe ist quasi die bewegliche Kupplung zwischen zwei Wirbelkörpern. Sie besteht aus einem zentralen Gallertkern, dem »nucleus pulposus« (siehe Seite 14) und einem den Gallertkern fest umschließenden fibrösen Ring (»anulus fibrosus«). Dieser wird von zehn bis dreizehn Lamellen aus straffem Bindegewebe gebildet, deren Fasern sich jeweils gitterartig zur Be-

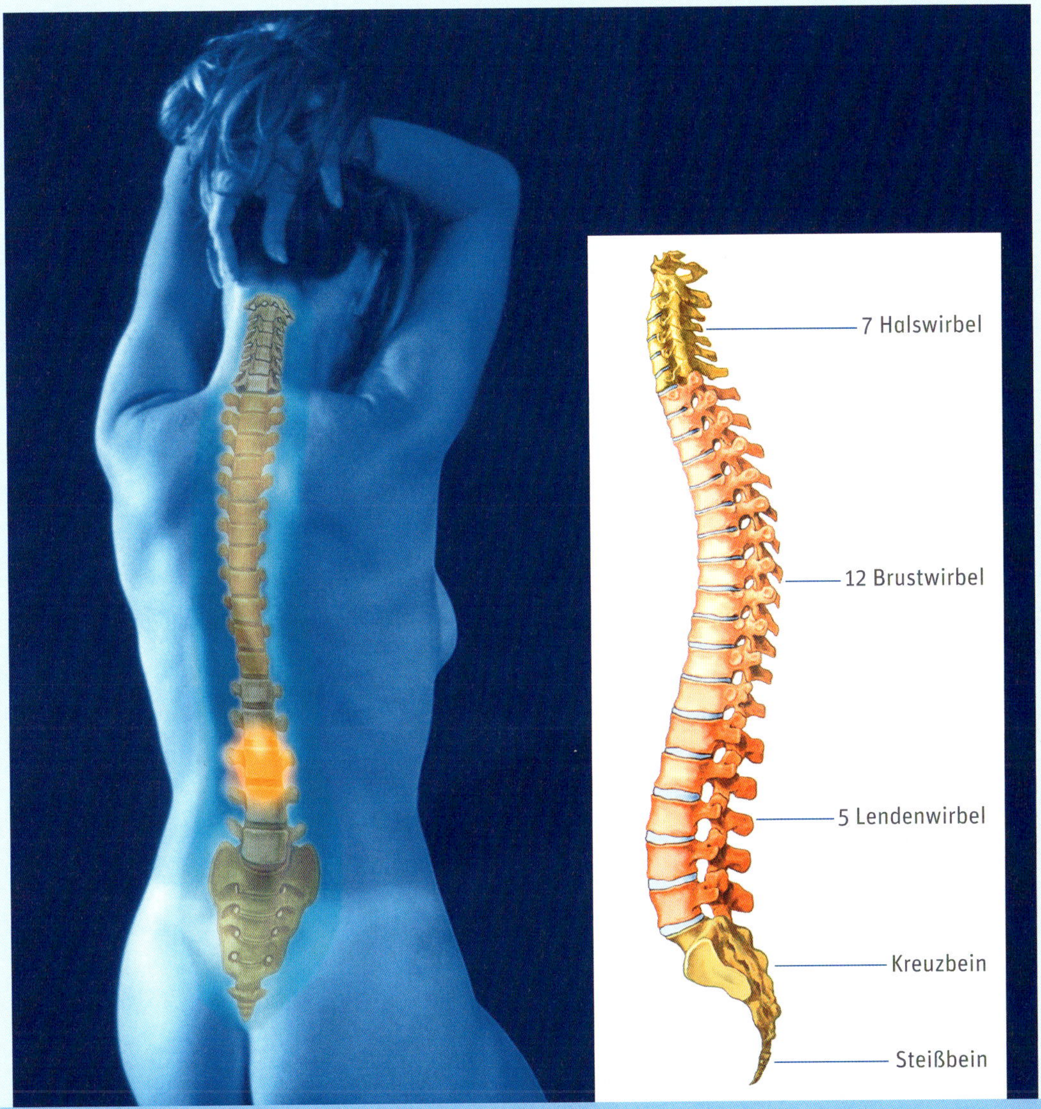

Kreuzschmerzen lassen sich vermeiden

Sorgen Sie frühzeitig dafür, dass die Beweglichkeit Ihrer Wirbelsäule über alle Segmente hinweg durch regelmäßiges und richtig dosiertes Training erhalten bleibt. Kräftigen Sie die stabilisierenden Muskeln und fordern Sie sie auf vielfältige Weise.

Regionale Schmerzen, etwa an der Lenden- oder Halswirbelsäule, entstehen hauptsächlich durch Fehl-, Über- oder Unterbelastung, durch einseitige Bewegungen und direkte Schädigungen. Auch Zugluft und Stress beeinträchtigen die Funktion der Wirbelsäule.

grenzung und Bremsung von Rotationskräften und Verwringungen überkreuzen. Der fibröse, aus den beschriebenen Lamellen bestehende Faserring ist mit ineinandergeschobenen Zylindern vergleichbar.

Sie brauchen viel Bewegung

Die Zwischenwirbelscheiben leben von der ständigen Be- und Entlastung, also von der Bewegung des Menschen. Hierbei werden durch eine Art Pumpmechanismus Nährstoffe aus den benachbarten Wirbelkörpern herbeigeschafft und Schlacken abtransportiert. Ohne Bewegung verhungert die Bandscheibe regelrecht.

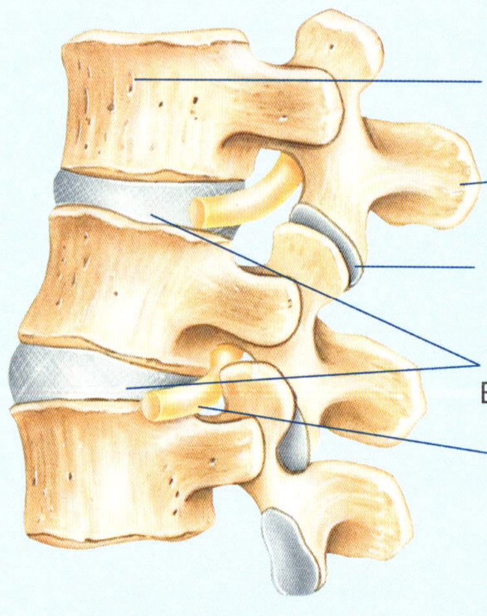

Bewegungssegmente

Sie bestehen jeweils aus einer Bandscheibe mit Stoßdämpfer-Funktion und zwei Wirbelgelenken. Die Wirbelgelenke geben die Bewegungsmöglichkeit vor und begrenzen das Bewegungsausmaß.

Die Wasserbindungsfähigkeit der Zwischenwirbelscheibe (Bandscheibe) bewirkt durch den Quelldruck eine Vergrößerung des Abstands zwischen den Wirbelkörpern, die durch straffe Bänder begrenzt wird. So entsteht eine stabile, jedoch bewegliche Verbindung zwischen den einzelnen Wirbelkörpern. Die Zwischenwirbelscheibe wird in den verschiedenen Ruhe- und Arbeitspositionen unterschiedlich belastet.

Enorme Belastungen sind möglich

In einer von Thomas Gottschalks »Wetten, dass...?«-Sendungen wurde einmal auf sehr spektakuläre Weise ein ganzer Lastzug auf lediglich vier Gläsern abgestellt, die dabei nicht zersprangen. Dies deutet auf eine enorme axiale, senkrechte Belastbarkeit von Zylindern hin.
Bei unserer Wirbelsäule funktioniert das so, dass der Gallertkern unter normalen Verhältnissen durch die benachbarten Wirbelkörper und durch den ihn umgebenden fibrösen Ring unter Spannung gesetzt wird und den Druck gleichmäßig auf beide angrenzenden Wirbelkörperdeckplatten verteilt. Der Anatomie-Facharzt Putz (siehe Seite 19) weist allerdings darauf hin, dass schon im zweiten Lebensjahrzehnt besonders an der Halswirbelsäule Bandscheibeneinrisse auftreten können. Daher sollten Sie immer darauf achten, dass Sie auch in diesem Bereich Ihre Muskulatur kräftigen.

Sorgen für Beweglichkeit: die Wirbelgelenke

Die paarig angeordneten gelenkigen Verbindungen zwischen zwei Wirbelkörpern, die durch die Bandscheiben vor zu hohem Druck geschützt werden, geben durch ihre Gestaltung, Richtung und Begrenzung die

Beweglichkeit zwischen zwei Wirbelkörpern vor. Die Wirbelgelenke sind in den einzelnen Wirbelsäulenabschnitten (Hals-, Brust- und Lendenwirbelsäule) unterschiedlich angelegt.

Seit es das Kernspintomogramm (MRT) gibt, kann man in Gelenken Ergüsse feststellen, die ein deutliches Zeichen von Überbeanspruchung sind.

Störungs-Übertragung

Die paarig angelegten Wirbelgelenke zählen zum »Trippelgelenkkomplex«, den sie zusammen mit der Zwischenwirbelscheibe bilden. Tritt nämlich im Bewegungssegment zwischen zwei Wirbelkörpern eine Störung auf, leiden alle drei Gelenke, die Bandscheibe und beide Wirbelgelenke gemeinsam.

Sie haben eine wichtige Funktion, weil sie Bewegungen, die über das Normalmaß hinausschießen, auffangen, vergleichbar mit der Aufgabe eines Türstoppers, der das Anschlagen der Tür abbremst. Wenn dies jedoch zu häufig geschieht, werden die betroffenen Gelenke beschädigt. Ihre umhüllenden Gelenkkapseln sind äußerst dicht mit Schmerzrezeptoren – das sind Sensoren, die den Schmerz melden – besetzt. Bei Fehlbeanspruchungen protestieren diese anhaltend (!) gegen die Misshandlung, indem sie Schmerzen anzeigen. Durch einen Verschleiß der Bandscheiben, der beispielsweise im Lauf des Älterwerdens auftreten kann, leiden die Wirbelgelenke ebenso mit.

Wichtige Haltefunktion: die Bänder

Die Rückenmuskeln sorgen, zusammen mit den Bändern, dafür, dass die Wirbelsäule aufrecht im Becken steht. Die kräftigen Bänder geben der Wirbelsäule Halt und garantieren deren Beweglichkeit. Das vordere Längsband, das die beweglichen Segmente an der Frontfläche der Wirbelkörper überspannt, ist unelastisch. Es dient der passiven Aufrechterhaltung der Lendenwirbelsäule. Das hintere Längsband ist an der Brustwirbelsäule mehr ausgebildet als an der Lendenwirbelsäule und teilweise mit dem hinteren Umfang der jeweiligen Zwischenwirbelscheibe verbunden.

Die einzigen größeren elastischen Bänder des menschlichen Körpers sind die sogenannten gelben Bänder. Sie haben, bei lockerer, gerader Haltung, einen aufrichtenden Effekt. Die straffen Bänder zwischen den Dornfortsätzen der Wirbel wirken bewegungsdämpfend, indem sie ein Abgleiten des jeweils darüberliegenden Wirbels in Richtung Bauch verhindern. Sie haben aber auch die Aufgabe, die Rotations-(Dreh-)bewegungen in den Einzelsegmenten abzubremsen und zu beschränken.

Benötigen viel Training: die Muskeln

Die Rückenmuskeln überziehen den Rücken in mehreren Schichten. Der große Rückenmuskel reicht von den Schultern bis zum Becken. Die tieferliegenden Muskeln, die zumeist zwischen zwei Wirbeln verspannt sind, wirken bei der Positionierung der einzelnen Wirbel zueinander mit. Dies gewährleistet ein gewisses Bewegungsspiel zwischen den Wirbeln. Die längeren Muskelzüge

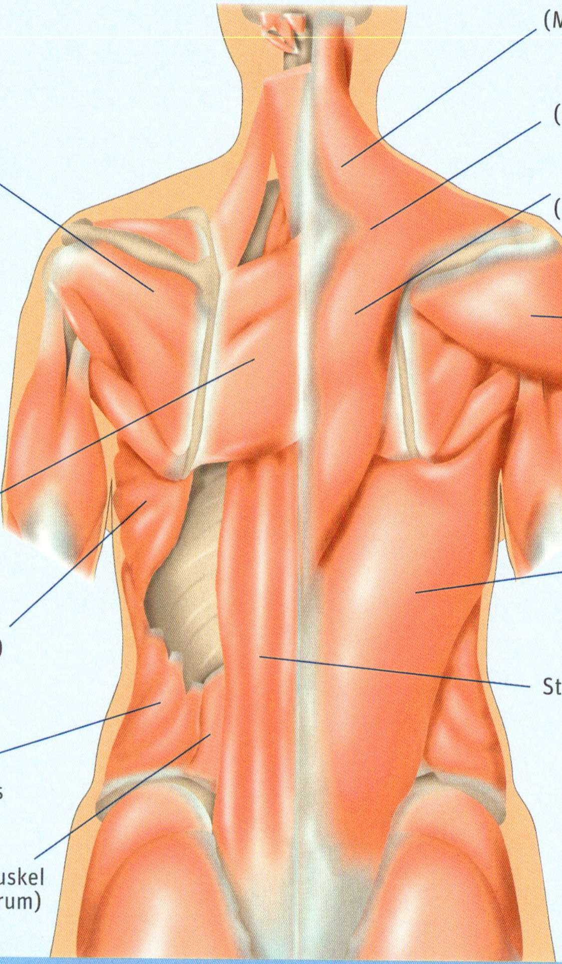

Rückenmuskeln wirken der Schwerkraft entgegen

Die oberflächlichen Rückenmuskeln bestehen aus drei Gruppen:

1. Den Rumpf-Arm-Muskeln, die Rücken und Arme miteinander verbinden. Dazu gehört auch der Trapez- oder Kapuzenmuskel, einer der wichtigsten Rückenmuskeln. Er ist zuständig für die Bewegungen der Schulterblätter, das Drehen des Kopfes und das Heben der Schlüsselbeine, zudem stabilisiert er die Hals- und Brustwirbelsäule.
2. Den Rumpfgürtelmuskeln, die von außen nicht zu erkennen sind, weil sie unterhalb des Kapuzen- und des breiten Rückenmuskels (Latissimus) liegen.
3. Den Wirbelsäulen-Rippen-Muskeln mit dem vorderen und hinteren Sägemuskel. Man nennt sie auch Atemhilfsmuskeln, weil sie die Rippen bei der Ein- und Ausatmung heben und senken. Sie sind wie eine Säge geformt.

schichten sich nach außen zur Haut hin auf die kürzeren Muskeln und tragen zur Haltungssteuerung bei.
Die sogenannte autochthone Rückenmuskulatur, die direkt auf den Wirbelkörpern liegt, erfüllt als Muskelbündel die Nische zwischen Quer- und Dornfortsätzen. Weil diese Muskelgruppen von einer straffen Gewebsröhre umgeben sind, kommt es bei Anspannung der Rückenmuskulatur zu einem Fülleffekt der genannten fibrösen Röhre und somit zu einem prall-elastischen Muskelstab, der den Rücken stabilisiert. Dies ist unter Umständen eine Erklärung dafür, warum auch ein unspezifisches Training der Rückenmuskulatur Kreuzschmerzen positiv zu beeinflussen vermag.

So bleibt der Körper im Gleichgewicht

Die verschiedenen Rückenmuskeln stellen ein System dar. Jede Spannungsänderung eines Einzelmuskels bedingt eine Neu- oder Nachregulierung sämtlicher am System beteiligten Muskeln. Die Kettenreaktion der Rückenmuskeln greift auf die Extremitäten über, da die gesamte Skelettmuskulatur ein Verbundsystem darstellt, dessen Funktion genau auf Stand und Bewegung des Menschen abgestimmt ist.
Wir stehen und bewegen uns optimal, wenn keine Dysbalancen zwischen den unterschiedlichen Muskelfunktionen vorliegen (siehe Seite 50), wenn die Muskelfunktionen in gut koordinierter Aktivität und nach eingeübten Haltungs- und Bewegungsmustern ablaufen. Um diese (Fein-)Motorik zu erhalten – ein Kind muss sie erst erlernen –, ist ein ununterbrochenes Training der Neu- und Nachregulierung der Muskelspannungen im Muskelsystem erforderlich; der Körper soll im Stand und bei Bewegung schließlich stets im kontrollierten Gleichgewicht bleiben.

Die Wirbelsäule

Die menschliche Wirbelsäule wird, laienhaft betrachtet, gerne mit dem Mast eines Segelschiffs verglichen, der im Becken (Schiffsrumpf) verankert ist. An den »Rahen«, den Querfortsätzen der Wirbelkörper, halten die Muskeln des »Rücken-Langmuskels«, der am Kreuzbein und beiderseits an den Darmbeinschaufeln fixiert ist, den »Wirbelsäulenmast« aufrecht.

Einzelne seiner Muskelanteile stabilisieren den Brustkorb durch ihre Befestigung an den Rippen, andere Muskelanteile reichen sogar bis an den Warzenfortsatz am Hinterhaupt und vermögen den Kopf zu neigen.

Wichtige Partner: Nerven und Muskeln

Ohne das Nervensystem wären wir bewegungs- und empfindungsunfähig, unsere Muskeln würden nicht reagieren. Es besteht aus einem Geflecht von Nervenzellen (Neuronen). Dieses leitet die Befehle des Gehirns (zentrales Nervensystem, ZNS) an die Muskulatur (peripheres Nervensystem, PNS) weiter und steuert so automatisch die Funktionen des Körpers, die nicht dem Willen unterworfen sind.

Das Rückenmark ist ein Teil des ZNS. Geschützt durch den Wirbelkanal, verläuft es wie in einem Kabelschacht, am verlängerten Mark des Gehirns beginnend, bis zur Höhe des zweiten Lendenwirbels. In regelmäßigen Abständen treten Nervenwurzeln rechts und links aus dem Rückenmark aus. Sie führen zu bestimmten Muskeln und Eingeweiden, um dort Befehle, die vom Gehirn kommen, auszuführen und rückläufig Meldungen dem Gehirn zur Information zuzuleiten.

Perfektes Zusammenspiel

Jedes Bewegungssegment wird von einer Anzahl von Nerven überwacht, um zum Beispiel einen Schaden an den verschiedenen Strukturelementen rechtzeitig signalisieren zu können. Es gibt dort diverse Arten von Nerven mit den unterschiedlichsten Funktionen, so auch freie Nervenendigungen, die auf chemische Reize gut ansprechen.

Die freien Nervenendigungen mit ihren fein verzweigten Zellausläufern dienen als sogenannte Schmerzrezeptoren (Nozizeptoren).

Im Kapitel »Schmerzen als Wächter der Gesundheit« (siehe Seite 52) werden Sie über diese freien Nervenendigungen noch mehr erfahren, da sich durch deren Beeinflussung körpereigene chemische Substanzen, also völlig unschädliche, nebenwirkungsfreie Therapiemöglichkeiten ergeben.

Die Logistik des gesunden Rückens

Das periphere Nervensystem (PNS) wird unterteilt in das willkürliche und das unwillkürliche (vegetative) Nervensystem. Letzteres ist zuständig für die Logistik des gesunden Rückens. Es steuert die verschiedenen inneren Aktivitäten des Körpers, etwa die Verdauung und den Herzschlag, ohne dass wir dies mit dem Willen beeinflussen können.

Das vegetative Nervensystem hat einen nicht unerheblichen Anteil an der Schmerzgestaltung, Schmerzausbreitung und Befindensstörung. Es ist nämlich verantwortlich für die Regulation der Blutgefäße und somit für die Durchblutung des Körpers, auch für seine Ernährung und Entschlackung, für die Zufuhr von Elektrolyten, Spurenelementen, Hormonen und vielem mehr.

Bedeutende Rolle: das Gammasystem

Dieser Begriff aus der physikalischen Medizin muss hier gesondert betrachtet werden, denn verfügten wir nicht über das sogenannte Gammasystem, würden alle motorischen Befehle nach dem »Alles-oder-nichts-Gesetz« ablaufen. Das heißt, wir würden wie Frösche zuerst riesige Sprünge machen, danach aber in uns zusammenfallen.

Das Gammasystem ist ein Teil eines Regelkreises, der die Aufgabe hat, die Länge des Muskels auf einem vorgegebenen Wert zu halten, unabhängig davon, welche Kräfte von außen auf den Muskel wirken. Sehr wohl aber können mentale Einflüsse wie Stress und die damit verbundene erhöhte Vigilanz, die verstärkte Reaktionsbereitschaft, sich auf dieses System besonders nachteilig auswirken.

Langsam und schnell ermüdende Muskelfasern

Man unterscheidet – vereinfacht dargestellt – zwei Arten von Muskelfasern. Die einen ziehen sich nur gemächlich zusammen. Sie sind auf Dauerleistung ausgelegt und ermüden sehr langsam. Sie verkürzen sich auf Befehl des »Alpha-Moto-Neurons«, einer Befehlsstelle, die im Vorderhorn des Rückenmarks lokalisiert ist.

Die zweite Art von Muskelfasern reagiert schneller. Sie verbraucht mehr Energie und ermüdet daher auch rascher. Diese Muskelfasern beinhalten einen Messgeber in Form einer Spindel. Wir wissen von Metallspindeln, dass sie sich dehnen und gegebenenfalls auch umgekehrt verkürzen lassen. Je größer die Vorspannung der Spindel ist, desto schneller läuft die Reaktion ab, der Muskelreflex, die re-

Impuls-Weiterleitung

Im Bereich der Brustwirbelsäule ist der eine Teil des vegetativen Nervensystems, der »Sympathicus«, segmental angelegt. Er hat gewissermaßen auf jeder Etage, jedem Bewegungssegment, Zugang zum peripheren und zentralen Nervensystem. Der »nervus vagus«, kurz »Vagus« genannt, ist der zehnte Hirnnerv und der größte Nerv des »Parasympathicus«, der ebenfalls zur Steuerung der Organfunktionen beiträgt. Das Zweiergespann »Vagus« und »Sympathicus« wird bei Störungen an der Wirbelsäule veranlasst, diese Impulse an die Eingeweide und inneren Organe weiterzugeben.

flektorische Muskelanspannung. Die Vordehnung der Muskelspindel geschieht über das »Gamma-Moto-Neuron«, das ebenfalls im Vorderhorn des Rückenmarks lokalisiert ist. Lässt sich an einer solchen Spindel die Spannung messen, so können wir davon ausgehen, dass eine stärker vorgespannte Spindel bei Dehnung schneller eine Dehnungsmeldung abgeben wird als eine schlaff eingestellte.

So funktioniert das Gammasystem

Wie das Gammasystem arbeitet, lässt sich am besten anhand des sogenannten Patellasehnenreflexes erläutern: Fast jedem von uns wurde bereits einmal in seinem Leben vom Arzt mit einem Hämmerchen aus Gummi an die Sehne unterhalb der Kniescheibe geklopft. Dies löst einen Dehnungsreflex der Patellasehne (Kniescheibensehne) aus, der Unterschenkel wird infolge der schlagartigen Anspannung des Oberschenkelmuskels nach vorne gekickt (siehe Seite 45).
Was geschieht hierbei genau? Der Muskel wird kurz gedehnt und antwortet mit einer Zuckung. Über einen sogenannten monosynaptischen (nur einmal umgeschalteten) Reflex wird von schnell leitenden Nervenfasern die Dehnung des Muskels zum Rückenmark gemeldet und dort direkt auf die motorische Vorderhornzelle (Alpha-Moto-Neuron, siehe Seite 27) umgeschaltet. Die Reflexantwort ist die Muskelzuckung.

Verstärkte Muskelreaktionen bei Erregung

Wenn Sie diesen Vorgang wiederholen, dabei aber sämtliche Finger beider Hände ineinander verhaken und auseinanderziehen, läuft die Muskelreaktion wesentlich stärker ab. Der Reflex wird dadurch nämlich bereits angebahnt. Die gleiche Beobachtung können Sie auch machen, wenn Sie erregt sind. Der Rezeptor, der die Information durch die Dehnung des Muskels über bestimmte Bahnen und das Hinterhorn des Rückenmarks dem Alpha-Moto-Neuron zuleitet, heißt Muskelspindel.
Muskelspindeln kommen übrigens auch in der Zunge, im Rachen und im Innenohr vor. Diese sind allerdings nicht nur einfache Längenfühler, sondern Messelemente, die auch noch die Vorspannung und damit den Messbereich gezielt verändern können. Muskelspindeln finden sich in großer Menge in den Streckmuskeln der Extremitäten, besonders zahlreich sind sie in den Muskeln der Hand und in denen des Augapfels.

Weniger Anspannung während der Nachtruhe

Das Gammasystem ist selbstverständlich auch nachts nicht abgeschaltet, sondern es pendelt auf einem anderen Niveau. Der Muskeltonus (die Muskelspannung) wird im Schlaf üblicherweise abgesenkt, ebenso wie Blutdruck und Puls.

Der Arbeitstonus, also der Spannungszustand unserer Muskulatur, wird im Normalfall morgens beim Aufwachen wieder eingeschaltet.

Anspannung durch Stress

Die Intensität der Aussendung der Impulse vom Gamma-Moto-Neuron wird vom Gehirn gesteuert und, je nach Bedarf, verstärkt oder gebremst. Das bedeutet, bei Konzentration oder Erregung beispielsweise werden mehr Impulse vom Gehirn zum Alpha-Moto-Neuron (siehe Seite 28) im Rückenmark geleitet, es wird mehr Vorspannung der Spindel eingestellt.
Dies hat eine schnellere Auslösung der Reizantwort und somit eine raschere Anspannung der Muskulatur zur Folge. Wenn das in Serie, also pausenlos passiert, dann kommt es zu Verspannungen, und zwar an sämtlichen Muskeln unseres Körpers, besonders jedoch im Bereich der soeben genannten Muskelgruppen.

Nach meiner Erfahrung beruhen die meisten Rückenschmerzen auf Muskelverspannungen!

Auf ein simples Beispiel aus der Autotechnik übertragen, kann man die vorgeschriebenen 30 Kilometer pro Stunde im Stadtbereich im dritten Gang mit 1500, beziehungsweise im zweiten Gang mit 4000 Umdrehungen fahren. Letzteres ist unökonomisch. Ein ständiges Fahren auf hohen Touren macht nämlich den Motor kaputt.

Stärkend und schwächend: Eu- und Disstress

Die Psychologie unterscheidet zwischen zwei Erscheinungsformen des Stress: dem Eustress und dem Disstress. Der Eustress regt den Organismus auf positive Weise an. Er gibt Mut und den Optimismus, dass man

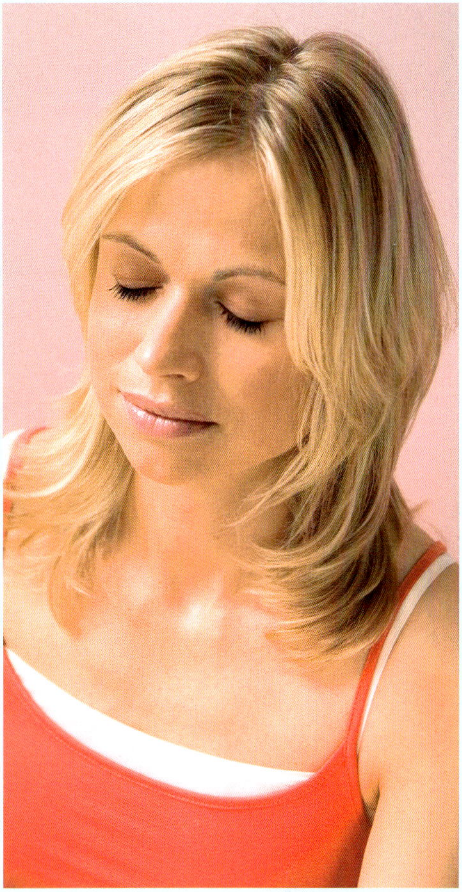

Die Muskeln entspannen

Mit den Übungen der »Progressiven Muskelentspannung«, die in den 1920er Jahren von dem amerikanischen Arzt Edmund Jacobson entwickelt wurden (siehe Seite 99) lernen Sie, Ihre Muskelspannung nach und nach willkürlich zu regulieren und auf einem vollkommen normalen Level zu halten.

Anspannung unbewusst

»Anspannung ist eine Gewohnheit. Der chronisch angespannte Mensch hat die Anspannung und Verkrampfung unzählige Male praktiziert. Übung macht bekanntlich den Meister, daher ist er so geübt darin geworden wie im Golfspiel oder Schreibmaschinenschreiben, wenn er diesen Aktivitäten ebensoviel Aufmerksamkeit schenkt. Er praktiziert die Anspannung natürlich nicht absichtlich oder wissentlich, aber das Ergebnis ist das Gleiche.« (A. und E. Green)

eine Sache erfolgreich zu Ende bringen kann. Eustress wird als angenehm erlebt und ist notwendig, um die Leistungsfähigkeit zu steigern. Eine Anforderung oder Situation wird als schöne Herausforderung angesehen, der man sich gerne stellt.

Der Disstress hingegen, der durch zu große oder zu geringe Belastung ausgelöst wird, schwächt Körper und Seele. Er wird nur schwer ertragen. Menschen, die unter Disstress stehen, meinen, sie seien einer Aufgabe nicht gewachsen, und fühlen sich hilflos.

Eine ständig erhöhte Muskelanspannung bei Disstress führt unweigerlich zu Muskelverspannungen, zur krankhaften und oft irreparablen Veränderung des Muskels selbst, zu lästigen Schmerzen und erheblicher Einschränkung des Wohlbefindens.

Heftige Reaktionen bei Disstress

Was man allgemein unter Stress versteht, ist der Disstress. Damit wird die Situation nach dem Auslösen unseres »Panikknopfes« beschrieben. Es bedeutet für unseren Körper Kampf- oder Fluchtreaktion, spürbar am beschleunigten Herzschlag und Puls, an angespannten, sprungbereiten Muskeln, an der Erregtheit, messbar am steigenden Blutdruck, am Anstieg des Blutzuckers und der Blutgerinnung. Das Denkhirn wird blockiert, nach dem Motto »alle nebensächlichen Dinge sind nur noch halb so wichtig, jetzt geht's ums Überleben«.

Eine solche Reaktion läuft gewöhnlich als »Orientierungsreaktion« oft nur einmalig und erstmalig ab. Bei jeder Wiederkehr eines anfänglich stressauslösenden Ereignisses hat man sich – zumindest bei seelisch ausgeglichener Persönlichkeit – schon ein wenig mehr an eine solche Situation gewöhnt. Die Reaktionen sind nun etwas abgemildert und weniger dramatisch. Nach dem Erlernen der Bewältigung einer solchen Situation und nach Aneignung bestimmter Strategien der Problembewältigung bewegt sich der eigene Disstress dann schließlich in Richtung Eustress (*eu* kommt aus dem Griechischen und bedeutet gut).

Positiver Stress macht vital und glücklich

Wird man mit dem Disstress nicht fertig, kann man nicht selbstständig die erforderlichen Maßnahmen der Stressbewältigung finden, hat das oft üble Folgen. Der bewahrte gute Stress, der Eustress (siehe Seite 29), gibt jedoch das Gefühl von Vitalität, Wohlbefinden und innerer Zufriedenheit. Frust statt Lust bei der Arbeit und in der Familie, Erfolglosigkeit statt Glück im Leben, mangelnde Anerkennung statt Zuwendung, Über- wie auch Unterforderung erschweren jedoch das Erreichen dieses erstrebenswerten schönen Zustands, des Eustress.

Unser sechster Sinn

Wir Menschen halten es für selbstverständlich, dass wir uns unserer Körperlage im Raum, unserer Gelenkstellung sowie der Bewegungen unserer Extremitäten jederzeit bewusst sind. Unsere fünf Sinne, das Sehen, Hören, Riechen, Schmecken und Tasten, reichen jedoch nicht aus, um diese Informationsdaten zu lesen. Demnach muss es einen weiteren Sinn geben, sozusagen einen Muskelsinn, der das fein abgestufte Zusammenspiel von mehr als 500 Skelettmuskeln gewährleistet. Das System, das diese Anforderungen erfüllt, nennen wir »sensomotorisches System«.

Trainieren Sie Ihr sensomotorisches System durch bestimmte Übungen regelmäßig, damit es nicht ermüdet.

In dieses werden bewusste und unbewusste Daten über eine Systemzentrale geleitet, so z.B. Empfindungen aus dem Gleichgewichtsorgan, auch visuelle Eindrücke, also solche, die wir mit den Augen wahrnehmen, außerdem Berührungsempfindungen sowie Daten aus Gelenk, Haut, Muskulatur und Sehne, die uns nicht bewusst sind. Diese Informationen werden verarbeitet und als neuromuskuläre Antwort am Stütz- und Bewegungsapparat umgesetzt.

Bei jedem Schritt im Gleichgewicht

Die Bedeutung des »propriozeptiven Informationssystems« (siehe Kasten unten) wird uns meist erst deutlich, wenn akute Verletzungen an den Extremitäten oder an der Wirbelsäule auftreten. Durch den Schmerz kommt es zu Ausweichmechanismen, um die betroffene Region zu schonen. Diese »Muskeltonus-Dysbalancen« werden im Zentralnervensystem im Gehirn, gespeichert. Es können sich dann falsche, schädliche Haltungs- und Bewegungsmuster einschleichen. Sie verursachen nun weitere Schäden.

Ohne regelmäßiges Training ermüdet das sensomotorische System zwangsläufig. Das heißt, die sensible, sensorische (die Sinnesorgane betreffende) Seite wird stumpf und unempfindlich. Die reaktive Seite des Systems reagiert abgeschwächt oder gar nicht. Für den Gesunden ist es daher sehr wichtig, das sensomotorische System auf Trab zu halten.

Die körperliche Eigenwahrnehmung verbessern

Unter dem Begriff »Propriozeption« verstehen wir die Wahrnehmung unseres eigenen Körpers. Schließen Sie einmal die Augen, und nehmen Sie Ihre Körperposition im Raum wahr, die Position Ihrer Arme und Hände. Sicher gelingt Ihnen das gut.

Dies ermöglichen Sinnenkörper in Ihren Gelenken und Muskeln, die Ihrem Gehirn konstant Informationen über Ihre Positionierung im Raum geben. Sie können Ihre körperliche Tiefensensibilität aber auch noch zusätzlich trainieren. Wie das geht, erfahren Sie auf den nächsten Seiten.

Übungen mit Gymnastikball

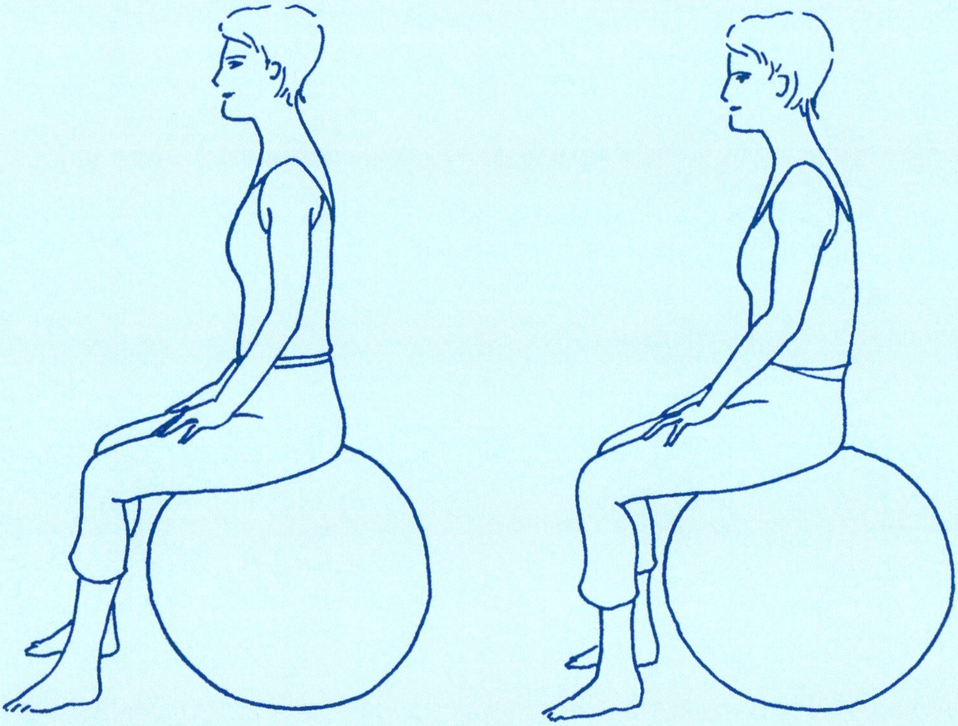

Beckenkippung

Durch diese Übung mobilisieren Sie Ihre Lendenwirbelsäule. Das Erlernen der Beckenkippung ist für eine korrekte Sitzhaltung wichtig. Nur wenn Ihr Becken aufrecht steht, kann sich die Sattelung der Lendenwirbelsäule einstellen. Kippt das Becken nach hinten, wird die Lendenwirbelsäule abgerundet.

1] Sie sitzen aufrecht auf dem Ball, Schultern und Arme hängen locker herab, die Unterarme liegen auf den Oberschenkeln (siehe Abbildung links).

2] Jetzt richten Sie Ihr Becken so weit wie möglich auf, indem Sie mit Ihrem Gesäß den Ball nach vorne rollen. Die Stellung der Halswirbelsäule und des Kopfes sollte dabei nicht verändert werden.

3] Nun machen Sie Ihre Wirbelsäule rund und lassen das Becken nach hinten kippen, indem Sie den Ball mit Ihrem Gesäß nach hinten rollen (siehe Abbildung rechts). Danach gehen Sie wieder in die Ausgangsstellung (siehe Abbildung links) zurück.

Step 1 bis 3 sollten Sie 8- bis 10-mal wiederholen.

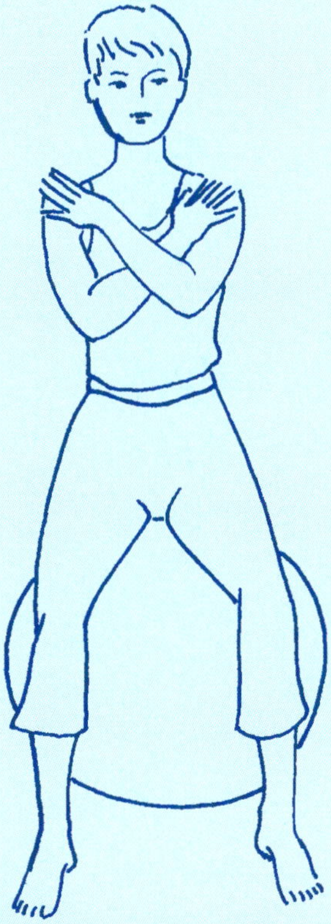

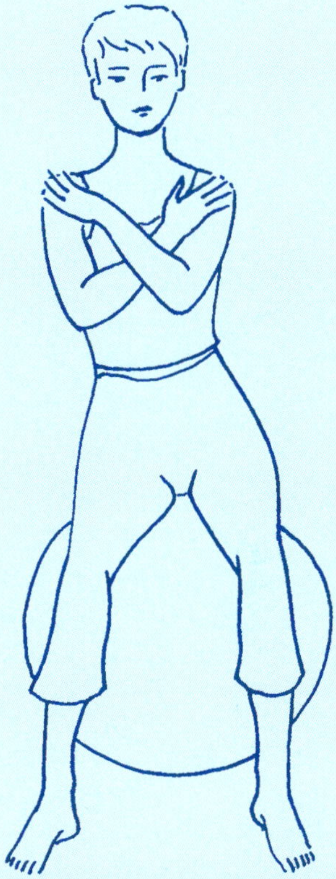

Neigung zur Seite

Hierbei werden die Brust- und die Lendenwirbelsäule mobilisiert, was Ihrer gesamten Haltung zugutekommt.

1] Ausgangsstellung ist das aufrechte Sitzen auf dem Ball. Die Arme liegen entweder locker auf den Oberschenkeln, oder sie werden vor der Brust verschränkt (siehe Abbildung links).

2] Rollen Sie den Ball mit dem Gesäß nun langsam nach links, zunächst ohne die Stellung von Kopf, Hals und Oberkörper zu verändern (siehe Abbildung rechts).

3] Rollen Sie den Ball mit Ihrem Po dann auf die andere Seite. Kopf und Hals bleiben unverändert.

Führen Sie alle drei Steps wieder 8- bis 10-mal durch.
Später, wenn Sie schon ein wenig geübter sind, können Sie auch den Oberkörper mitbewegen.

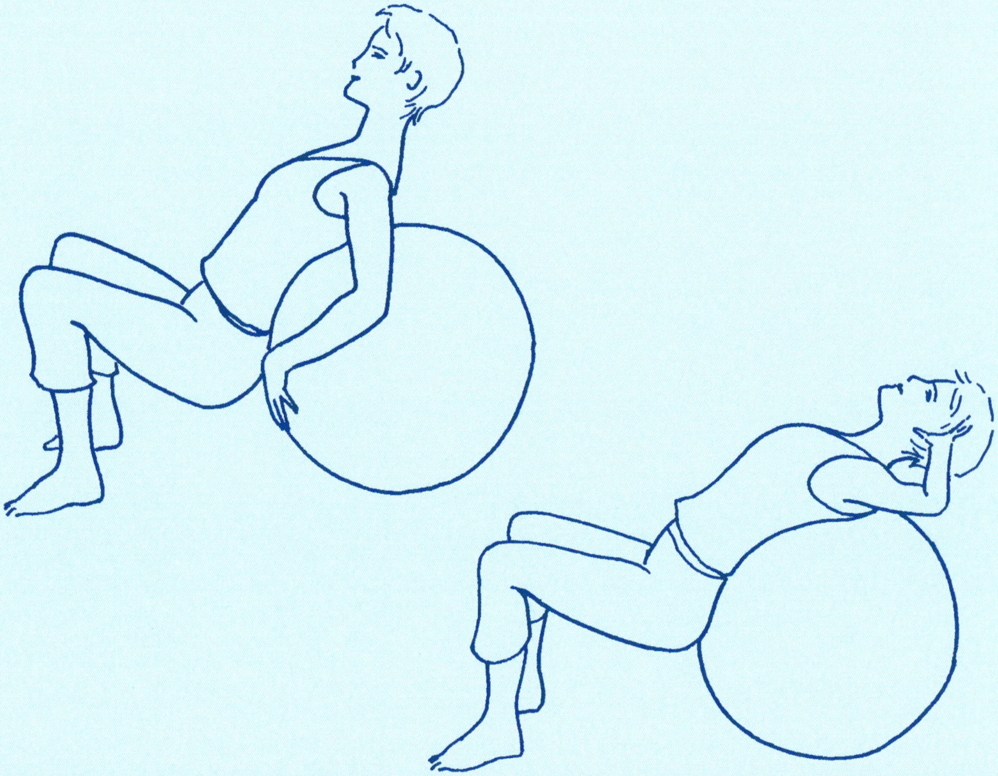

Oberkörperstreckung

Bei dieser Übung wird die Mobilität der einzelnen Wirbelsäulensegmente und der gelenkigen Verbindungen der Rippen mit der Wirbelsäule gefördert. Hinzu kommt noch eine Weitung des Brustkorbs, welche die Einatmung verbessert.

1] Ihre Ausgangsstellung ist eine angedeutete Hocke, wobei die Lenden- und Brustwirbelsäule vom Ball gestützt werden. Die Beine stehen leicht gespreizt parallel vor dem Becken, das Gesäß darf den Boden nicht berühren. Die Arme befinden sich seitlich aufgestützt auf dem Ball (siehe Abbildung links).

2] Nun drücken Sie sich mit den Füßen sanft hoch, die Knie werden jedoch nicht durchgestreckt; rollen Sie auf dem Ball nach hinten, die Hände wandern jeweils seitlich an den Kopf (siehe Abbildung rechts); versuchen Sie, die Stellung der Halswirbelsäule die ganze Zeit nicht zu verändern.

Gehen Sie dann zurück in die Ausgangsstellung; die Übung beginnt wieder von vorne. Wiederholen Sie Step 1 und 2 insgesamt etwa 8- bis 10-mal.

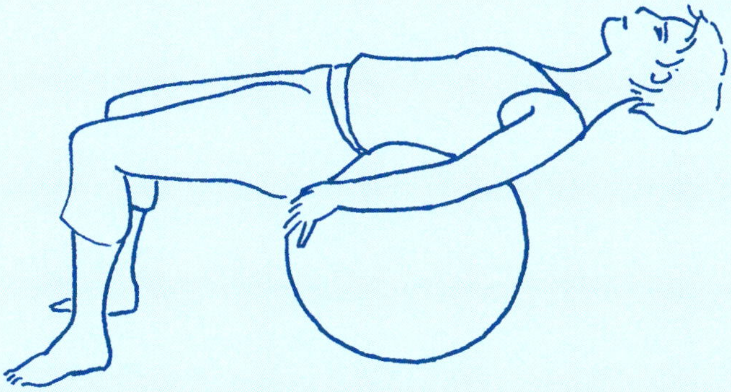

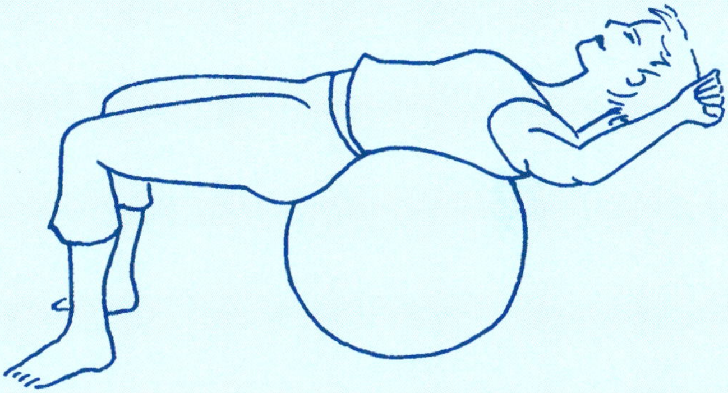

Bauch- und Schultergürtelkräftigung

Nach einigem Training der vorhergehenden Übung können Sie diese zur Kräftigung der Bauchmuskulatur und des Schultergürtels folgendermaßen ausbauen.

1] Ihre Ausgangsstellung ist nun die Rückenlage auf dem Ball. Heben Sie Kopf und Hals bitte nicht an. Die Arme stützen sich auf dem Ball ab, die Beine stehen hüftbreit parallel nebeneinander auf dem Boden, die Knie sind in einem 90-Grad-Winkel gebeugt (siehe Abbildung links).

2] Nun spannen Sie den Bauch an und führen die Arme rechtwinklig gebeugt nach hinten (siehe Abbildung rechts).
Heben Sie den Oberkörper für etwa 8 Sekunden leicht vom Ball ab, halten Sie die Spannung. Gehen Sie dann wieder zurück in die Ausgangsstellung und wiederholen Sie das Ganze.

Führen Sie – je nach Trainingszustand – ein oder zwei Serien mit 8 bis 10 Wiederholungen durch. Danach machen Sie eine kleine Pause.

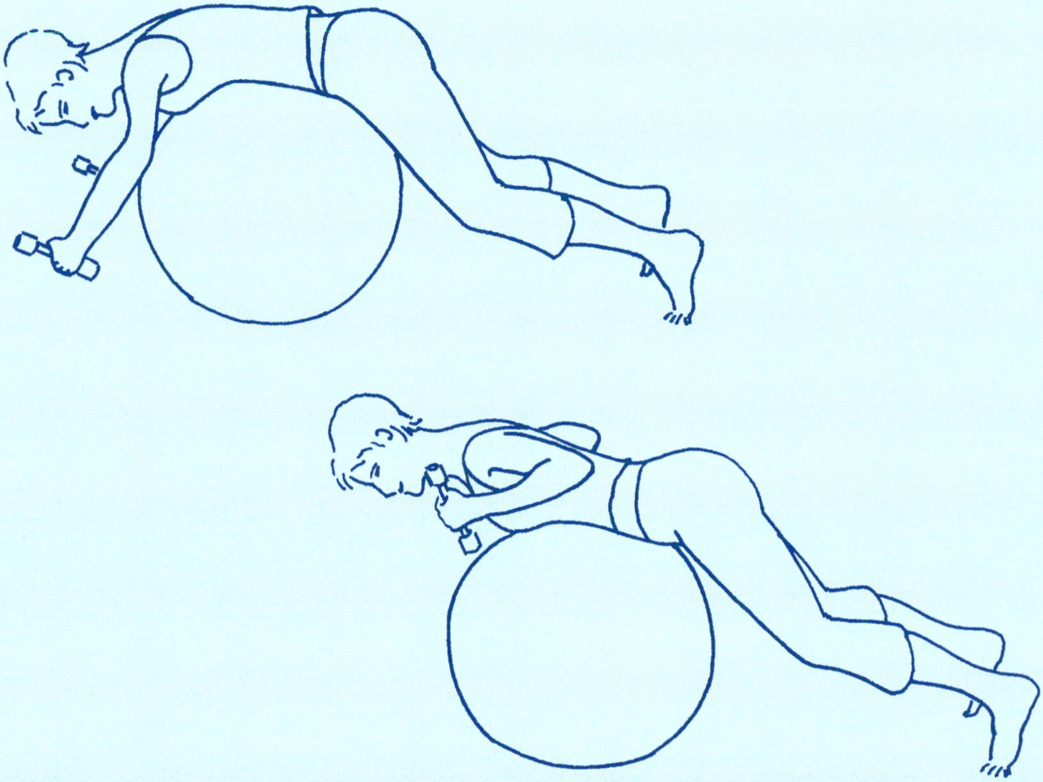

Rücken- und Schulterkräftigung 1

Stärken Sie jetzt Ihren Rücken und Ihren Schultergürtel. Sie können die Übung natürlich auch ohne Gewichte durchführen; mit Hanteln oder Wasserflaschen in der Hand wird sie ein bisschen schwieriger, die Wirkung ist so noch besser.

1] Sie liegen bäuchlings auf dem Ball, Ihre Beine sind leicht gespreizt, die Zehenspitzen berühren den Boden. Arme und Schultern hängen zunächst locker herab (siehe Abbildung links).

2] Nun bewegen Sie die Arme langsam nach hinten (oben), Ihr Oberkörper bleibt dabei auf dem Ball; Kopf und Halswirbelsäule stehen in Verlängerung der Brustwirbelsäule (siehe Abbildung rechts).
Danach strecken Sie die Arme wieder nach vorne und lassen sie nach unten sinken.

Führen Sie zwei Serien mit je 8 bis 10 Wiederholungen durch. Vergessen Sie nicht, nach jeder Übung ein wenig zu pausieren, damit Ihre Muskeln entspannen können.

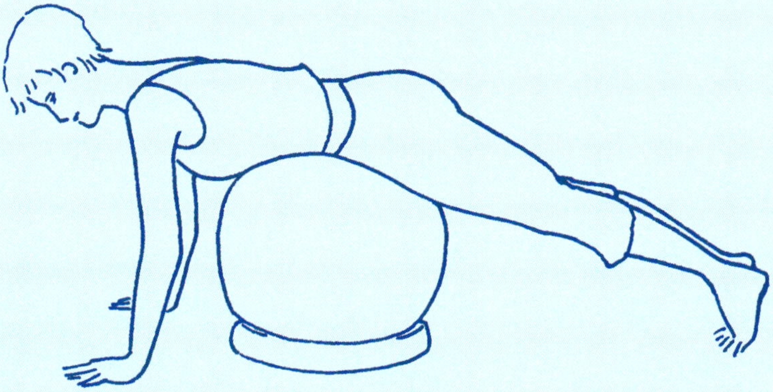

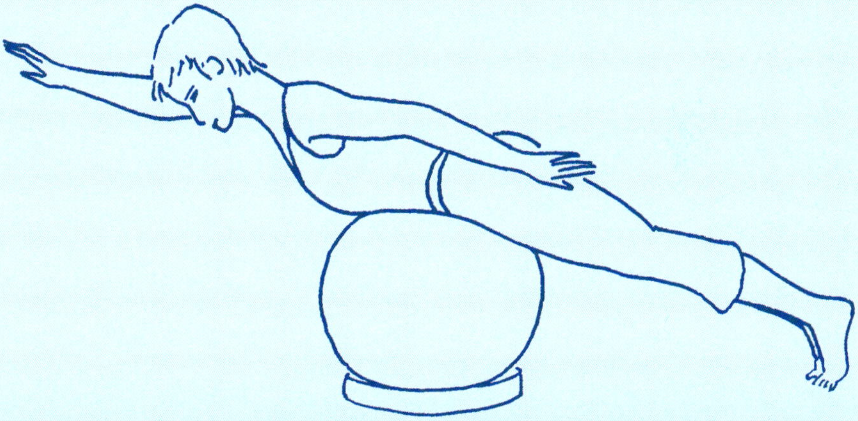

Rücken- und Schulterkräftigung 2

Nach einiger Übung können Sie die Rücken- und Schulterkräftigung 1 ausbauen, um eine noch bessere Wirkung zu erzielen:

1] Sie liegen wieder bäuchlings auf dem Ball, setzen die Hände schulterbreit vor dem Ball auf und stützen sich mit den Fußspitzen ab. Strecken Sie die Beine, sodass sie mit der Wirbelsäule in einer Linie stehen (siehe Abbildung links).

2] Spannen Sie jetzt die Gesäßmuskeln an, heben Sie die Arme vom Boden ab und strecken Sie wechselseitig den einen Arm nach vorne, den anderen nach hinten. Halten Sie die Spannung jeweils für etwa 8 Sekunden.

Wenn Sie es schaffen, machen Sie zwei oder drei Serien mit je 8 bis 10 Wiederholungen.

Übungen im Stand

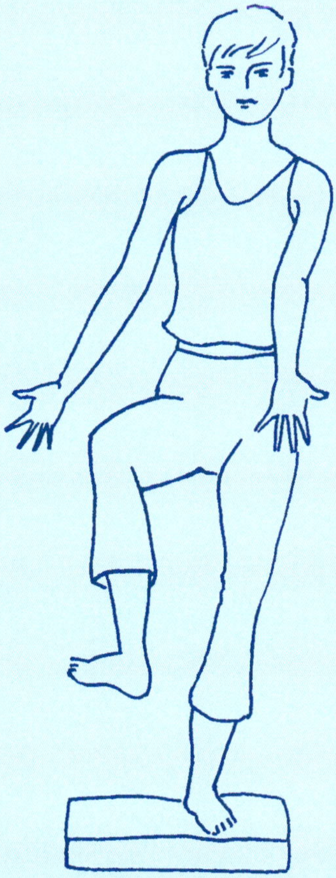

Im Gleichgewicht bleiben

Nun trainieren Sie Ihre Fähigkeit, den gesamten Körper im Gleichgewichtszustand zu halten, auch während und nach umfangreichen Körperverlagerungen. Wenn Sie zu sehr schwanken, können Sie mit den Augen einen Punkt vor sich auf dem Boden oder an der Wand fixieren. Das gibt Ihnen mehr Stabilität.

1] Legen Sie auf Ihre Übungsmatte eine weitere, weiche Unterlage, etwa ein Stück Schaumgummi; heben Sie das Spielbein an und gestikulieren Sie mit diesem und beiden Armen in der Luft. Versuchen Sie, in allen Positionen eine möglichst sichere Balance zu halten.

2] Schwieriger wird diese Übung, wenn Sie dabei die Augen schließen. Versuchen Sie, dennoch das Gleichgewicht zu halten. Sichern Sie zunächst Ihren Stand ab durch eventuelles Auftippen mit dem Spielbein auf der Unterlage.
Üben Sie hauptsächlich nach Ihrem eigenen Bewegungsgefühl und Selbstgestaltungswillen; Ihrer Fantasie sind hier keine Grenzen gesetzt.

Führen Sie diese Balance-Übung etwa 2 bis 5 Minuten lang durch. Nach einer kleinen Pause wechseln Sie das Bein.

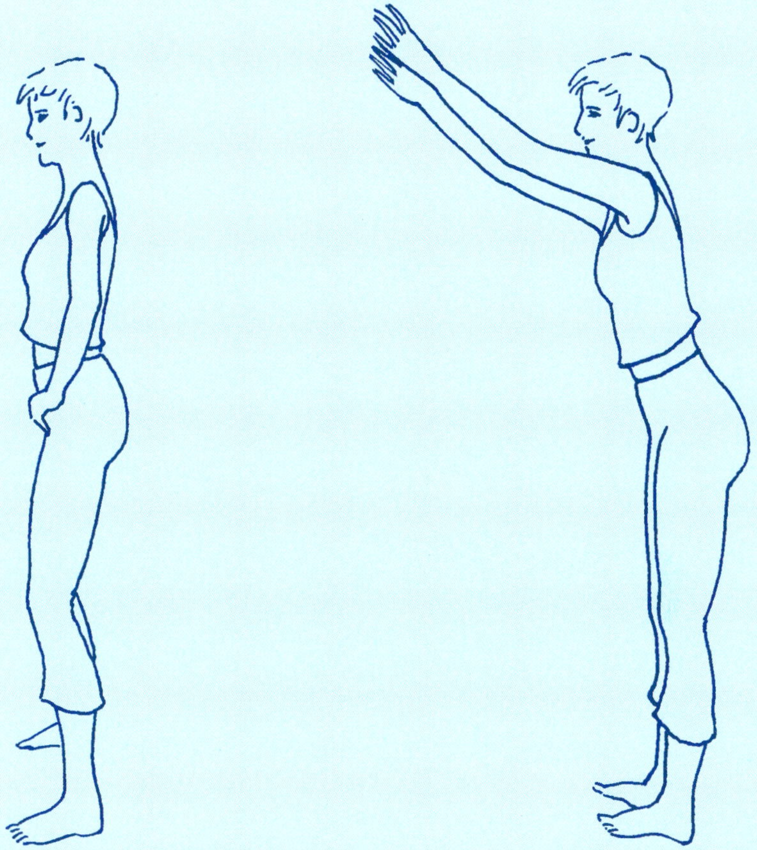

Die Haltung verbessern

Um immer eine gute Figur abzugeben, sollten Sie auf Ihre Haltung achten. Diese Übung, bei der Sie nach vorne und nach hinten pendeln, verbessert Ihre gesamte Körperhaltung.

1] Im aufrechten Stand befinden sich Ihre Füße hüftbreit parallel auf dem Boden. Sie gehen ein kleines bisschen in die Knie, Ihre Hände stützen Sie am Becken ab. Ihre Wirbelsäule ist in ihrer natürlichen S-Form aufgerichtet. Drücken Sie die Füße bewusst in den Boden, während Sie den Hinterkopf zur Decke strecken. Das Kinn geht nicht nach oben, sondern eher in Richtung Brustkorb (siehe Abbildung links).

2] Nun lassen Sie Ihr Körpergewicht über die Fußlängsachse vor- und zurückschaukeln: Die Arme schwingen zunächst zurück, dabei heben Sie sich auf die Zehenspitzen. Dann schwingen die Arme in fließendem Übergang nach vorne und oben, Ihre Zehenspitzen heben Sie vom Boden ab (siehe Abbildung rechts).

Dieses rhythmische Hin- und Herpendeln können Sie so oft Sie wollen durchführen. Halten Sie Ihren Rücken dabei gerade und bleiben Sie möglichst im Gleichgewicht.

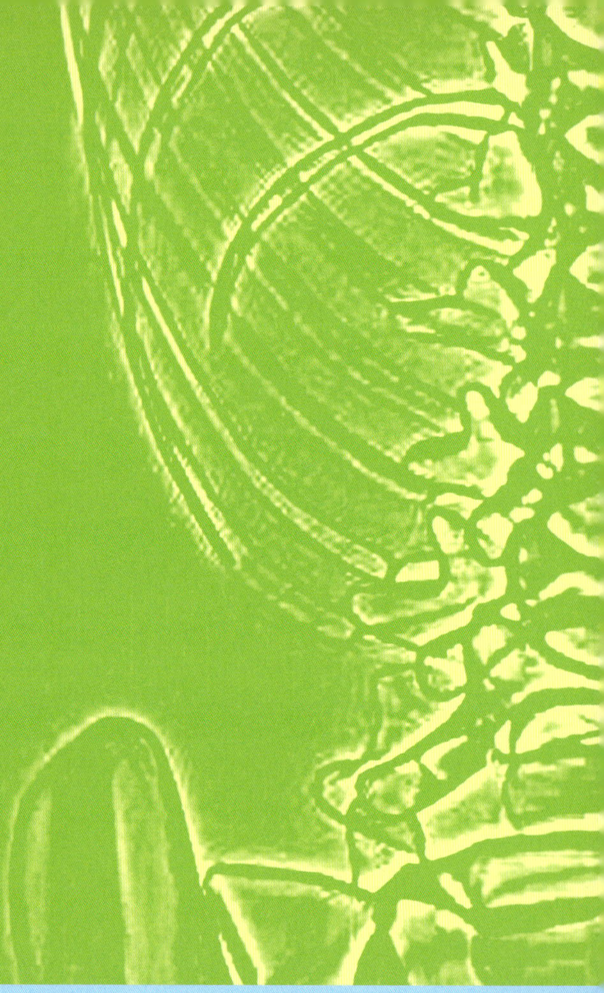

2] Siegfriedstellen des Rückens

Am besten immer in Bewegung bleiben

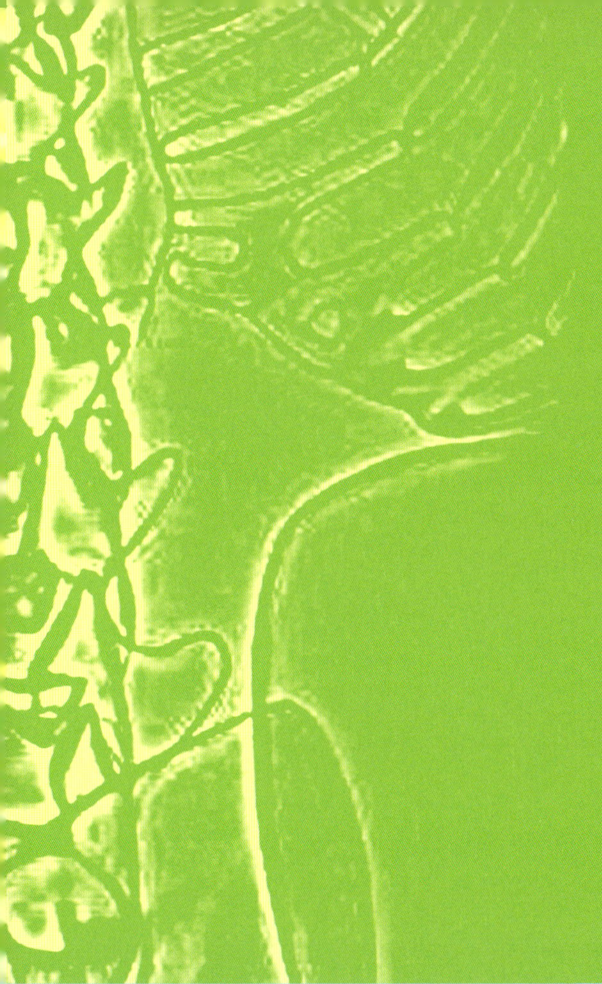

Leider ist jeder Rücken verwundbar. Ob auch Sie anfällig für Rückenbeschwerden sind, hängt zum großen Teil davon ab, wie Sie mit Ihrem Stützapparat umgehen, ob Sie ihn pflegen und trainieren oder nicht. Die »Schwachstelle Rücken« kann entweder erworben oder angeboren sein. Wie es genau dazu kommt und wie Schmerzen entstehen, erfahren Sie auf den folgenden Seiten.

Die Umwelt formt und verformt

Etwa 70 Prozent der Deutschen leiden mindestens einmal im Jahr unter Rückenproblemen, und rund 15 Prozent klagen über chronische Rückenschmerzen. Die meisten von ihnen geben als Grund dafür zu langes Sitzen am Arbeitsplatz an. Dass sie aber schon in der Kindheit möglicherweise zu wenig Bewegung hatten und sich eine schlechte Haltung angeeignet haben, daran denken sie nicht mehr.

Rückenprobleme sind in der Tat inzwischen zu einer Volkskrankheit geworden. Wir sind alle sehr kopflastig und verstandesbetont, wir bewegen uns im Allgemeinen zu wenig, lassen uns von der Technik überrollen und den Raum zur Aktivität nehmen.

Stehen oder sitzen Sie den ganzen Tag immer in derselben Haltung? Dann wird es höchste Zeit, dass Sie das ändern, dass Sie beginnen, sich auch im Büro mehr zu bewegen.

Man staune: Aufgrund von Bewegungsmangel haben in Deutschland 65 Prozent aller Schüler Haltungs- und 30 bis 40 Prozent Koordinationsschwächen; mehr als 30 Prozent kämpfen bereits gegen Übergewicht, und 20 bis 25 Prozent leiden unter Herz-Kreislauf-Schwäche sowie schlechter Ausdauer.

Sitzzwang in Schulen

Mehrere Stunden täglich muss der Nachwuchs in der Schule ruhig dasitzen, er darf seinem natürlichen Bewegungsdrang nicht nachgeben. Vielen Kindern fällt dies auch richtig schwer. Nach der Schulzeit geht es dann, von negativen Verhaltensweisen geprägt, hinein ins Berufsleben, meist ohne dass die jungen Menschen genaue Anweisungen bekommen haben, wie sie körperlich und geistig gesund und fit bleiben können. Aber dass eine konstant gute Leistungsfähigkeit nur dann gewährleistet ist, wenn sie körperlich stabil sind und ein starkes Rückgrat haben, das zeigt ihnen die »Schule des Lebens« erst später, wenn die ersten Ermüdungserscheinungen und körperlichen Beschwerden auftreten.

Moderne Zeiten mit zu wenig Bewegung

Vor etwas mehr als zehn Jahren hat der »Bundesverband der deutschen Rückenschulen (BdR) e.V.« (siehe Seite 154) unter meinem Vorsitz in Zusammenarbeit mit dem schweizerischen »Forum für Bewegung« ein ganzheitliches Konzept zur Gesundheitsförderung in Schule und Alltag vorgestellt. Hier lege ich Ihnen einige der Thesen zur »bewegten Schule« dar, worunter wir sinnaktives Lernen und Lehren in bewegten Unterrichts- und Lernräumen verstehen. Fast uneingeschränkt lassen sich alle positiven Verhaltensweisen, die für die Schule gelten, auch auf das Büro übertragen (siehe Seite 88).

Optimales Lernen – bessere Leistung

In das kognitive Lernen integrierte mäßige Bewegung aktiviert zusätzlich Lernareale. Regelmäßige Bewegung erhöht durch die vermehrte Blutzufuhr den Blutdruck im Gehirn und steigert die geistige Leistungs- und Konzentrationsfähigkeit. Zudem wird das handelnd Erlernte ganzheitlich abgespeichert und überdauernd verfügbar.

Bewegtes Arbeitsverhalten – mehr Motivation

Anregende Unterrichtsräume erhöhen den Antrieb zum Lernen. Bewegliche Möbel und Arbeitsplätze, regelmäßig alle 20 Minuten wechselnde Arbeitshaltungen und/oder in sitzende Arbeit integrierte Entlastungshaltungen und -bewegungen vermindern physische Beschwerden.
Bewegliche (labilisierte) Sitzflächen beziehungsweise ergonomisch anpassbare (flexibel einstellbare) Stühle und Tische erhöhen die Konzentrations- und Leistungsfähigkeit. Sie gewährleisten den ungehinderten Energiefluss, sichern das Wohlbefinden und schützen vor dem Verlust des Körpergefühls.

Bewegungsfreundliche Hausflure und Pausenhöfe

Regelmäßige bewegungsaktive Pausen erhöhen die seelische und körperliche Regeneration; sie bieten außerdem Erholung vom durchrationalisierten Schulalltag. Sie erweitern die elementaren Sinneserfahrungen, vermindern die Gewalt sowie deren Konsum und stärken die psychosozialen Ressourcen. Schüleraktiv gestaltete Pausenhöfe schaffen persönliche Betroffenheit und erhöhen die Mitverantwortung.

Mehr Gesundheitsbewusstsein – tägliche Bewegungseinheiten

Es sollten regelmäßige, möglichst tägliche, mäßig intensive körperliche Aktivität, Bewegung und Sport von mindestens 30 Minuten Dauer durchgeführt werden. Bewegungseinheiten im Alltag von jeweils fünf Minuten dienen als gute Krankheitsvorbeugung.
Entscheidend ist der durch die Muskelarbeit erzeugte zusätzliche Energieverbrauch von mindestens 48 Kilojoule (das entspricht 200 Kilokalorien) pro Tag. Bewegungsfreundlich gestaltete Wohnräume und wohnungsnahe Aktionsräume steigern den Bewegungsantrieb.

Zehn bewegte Tipps für Eltern

So lernt Ihr Kind schon frühzeitig ein rückenfreundliches Verhalten:

1] **Viele Bewegungsflächen schaffen:** Denken Sie über die Raumverteilung nach. Können Sie Ihrem Kind eventuell durch Zimmertausch eine größere Spielfläche zur Verfügung stellen? Einige Räume sind vielleicht auch mehrfach nutzbar.

2] **Kein Zwang zum Stillsitzen:** Kinder müssen bei Erwachsenengesprächen nicht mit am Tisch sitzen. Ein Teil der Hausaufgaben kann auch im Stehen oder Gehen erledigt werden. Beachten Sie den Grundsatz »so viel sitzen wie nötig, so viel Bewegung wie möglich«.

3] **Rückenfreundliche Sitzmöbel:** Der Lieblingsplatz Ihres Nachwuchses sollte mit einem kindgemäßen Stuhl ausgestattet sein.

4] **Häufig die Sitzposition wechseln:** Reduzieren Sie die Fernseh-, Video- und Gameboy-Zeiten; langes Sitzen in ungünstigen Rücken-, Schulter- und Kopfhaltungen fördert das Entstehen von Körperfehlstellungen und Haltungsschwächen.

5] **Bewegungsfördernde Spielsachen:** Springseil, Rollschuhe, Stelzen, Bälle und Co. verbessern die Motorik und Bewegungsentwicklung.

6] **Zu Fuß oder mit dem Rad:** Fahren Sie Ihr Kind nicht überall mit dem Auto hin, lassen Sie es möglichst oft zu Fuß gehen oder mit dem Rad fahren.

7] **Toben und Sport vor der Haustür:** Nutzen Sie Bewegungsflächen und Spielplätze in der Nähe. Stundenlanges Autofahren zu entfernten Ausflugszielen nimmt Ihrem Kind wichtige Bewegungszeit. Es erfreut sich bestimmt an Fang- und Versteckspielen im Garten oder im nahe gelegenen Park.

8] **Geburtstag mit Pfiff:** Planen Sie eine bewegte Geburtstagsfeier für Ihren Nachwuchs, beispielsweise mit Ball- und Laufspielen oder einer Such-Rallye. Das ist für alle ein besonderes Erlebnis.

9] **Schmutz gehört dazu:** Kinderkleidung darf auch mal schmutzig werden. Ihr Kind liebt das Planschen in schmutzigen Pfützen, das Buddeln im Matsch und das Klettern auf Bäumen. Schränken Sie den Bewegungsdrang Ihres Sprösslings so wenig wie möglich ein.

10] **Aktivurlaub:** Wählen Sie Ihr Urlaubsziel so, dass sich Ihr Nachwuchs viel bewegen und sportlich betätigen kann.

Spannungsreiches Umfeld

Manchmal bereitet uns auch die Umwelt Schmerzen. Durch einen angehobenen Geräuschpegel beispielsweise steigen der Blutdruck, die Häufigkeit der Herzinfarkte und die Muskelverspannungen. Aus biblischer Überlieferung wissen wir, dass Trompetenklänge die Mauern von Jericho zum Einsturz brachten.

Lärm treibt nämlich die Vigilanz, den Wachheitsgrad des Gehirns, in die Höhe. Vom Gehirn aus werden vermehrt Impulse zur »Gamma-Schleife« gesendet, die den monosynaptischen Eigenreflex der Muskulatur ermöglicht. Diesen haben Sie bereits auf Seite 28 am Beispiel des Patellasehnenreflexes kennengelernt. Der Muskeltonus des Menschen wird dann drastisch erhöht, er bäumt sich regelrecht auf, wie ein in die Enge getriebenes Pferd.

Stress und Druck schwächen die Muskulatur

Andauernder Stress, Hektik und ständiger Leistungsdruck wirken wie Lärm und führen auf gleichem Wege zu Muskelverspannungen. Auch Spannungskopfschmerz ist eine klassische Folge einer Muskeltonus-Dekompensation.

Disstress (siehe Seite 30) belastet ebenfalls sämtliche Organe wie auch die Wirbelsäulenmuskulatur. Längst überholte, evolutionäre Verhaltensmuster schlagen hier durch: Die Flucht war früher der einzige Weg zur Rettung. Zum Fliehen wiederum benötigt man angespannte, sprungbereite Muskeln. Psychosoziale Belastungen aller Art machen also das Leben im wahrsten Sinne des Wortes spannend. Dem sollten Sie möglichst entgegenwirken.

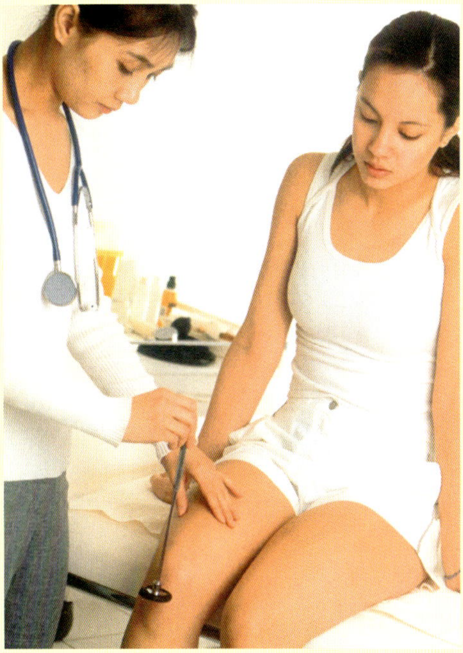

Patellasehnen-Reflex

Um den Patellasehnen-Reflex zu prüfen, schlägt die Ärztin gefühlvoll mit einem Hämmerchen gegen das Knie ihrer Patientin. Sie trifft dabei die Sehne des Quadriceps. Gleich darauf reagiert der Unterschenkel mit einem leichten Zucken.

Auf warnende Signale achten

Einen Diagnosestecker mit Störungsanzeige wie in der Autowerkstatt gibt es im menschlichen Bereich noch nicht. Die Muskelspannung kann man allerdings in elektrischen Impulsen messen. Bei der Erkennung von Muskelverspannungen verlässt man sich jedoch besser auf medizinische Warnsignale. Je nach Projektionsvorliebe spürt der eine das anrückende Ungemach mehr im Nacken, der andere mehr im Kreuz.

Beim Büromenschen – die Mehrzahl unserer Mitbürger zählt inzwischen zu dieser Gruppe – liegt die verletzliche Achillesferse wohl eher im Nacken, bedingt durch stundenlanges Verharren in ungünstiger Sitzhaltung. Hinzu kommen möglicherweise Stress und/oder eine falsche Tischhöhe, was zur Folge haben kann, dass die Schultern hochgezogen werden, der Kopf zu sehr nach vorne geneigt wird (auch der hat sein Gewicht!) und dass die Arme, die auch mit Schultern und Nacken kooperieren, ein- oder beidseitig zu weit vorne gehalten werden. Schließlich entsteht noch eine Kopffehlhaltung beim Ablesen von Texten.

Verspannungen in Schultern und Nacken

Wenn der Rechtshänder mit seiner linken Hand über seine rechte Schulter greift (beim Linkshänder umgekehrt), wird er zumeist mit den Fingerkuppen seines Zeige- und Mittelfingers fündig. Er spürt entlang den Rändern seines Schulterblattes und seines Nackens typische auf Druck empfindliche Punkte, die Druckschmerzpunkte. Schmerzt ein solcher Punkt, dann sind Beschwerden schon vorhanden, oder sie lassen nicht mehr lange auf sich warten.

Dazu zählen beispielsweise Nacken-Kopfschmerz, Kieferschmerz, Kaustörungen, Gesichtsschmerz, Schläfendruck, Einschlafen (Kribbeln) des Arms, Schmerzen am sogenannten Tennisellenbogen, Schmerzen beim Händedruck an der äußeren Handkante, Schmerzen im Handgelenk beim Aufstützen und noch einige andere, zunächst nicht erklärbare Beschwerden. Sie alle haben ihren Ausgangspunkt an der verspannten Schulter-Nacken-Muskulatur, was leider allzu oft auch von Ärzten fehlgedeutet wird.

Ich möchte Sie mit diesem Buch ermutigen, Gesundheitsvorbeugung zu betreiben und dadurch leistungsfähig zu bleiben. Denn Kränkeln bedeutet Handicap und im schlimmsten Fall sogar Freistellung.

Es ist für manche nicht nachvollziehbar, warum sie häufiger etwas umstoßen oder ihnen öfter etwas aus der Hand fällt, warum die Feinmotorik der Hand gestört ist und die Kraft im Arm und in der Hand schwindet. Der Schlaf und das Allgemeinbefinden sind nicht selten deshalb beeinträchtigt, weil eine verspannte Muskulatur das vegetative Nervensystem irritiert. Verspannte Muskeln sind schlecht durchblutet, sie schreien in Ruhephasen geradezu nach Sauerstoff. Den bekommen sie aber nur, wenn die Betroffenen aus dem wohligen Bett steigen und sich bewegen. Damit haben wir auch schon den Hinweis auf das, was hilft: Bewegung.

Angeborene Schwachstellen

Bis Wirbelsäule und Brustkorb ihre endgültige Gestalt annehmen, spielen sich komplizierte Entwicklungsvorgänge ab. Diese bringen mit sich, dass mannigfaltige Formabweichungen aufgrund von Fehlsteuerungen in den verschiedenen Phasen der Entwicklung entstehen können. Die wichtigsten davon lernen Sie hier kennen, weil sie unter Umständen ernsthafte Folgen haben.

Am häufigsten kommen Aufbaustörungen am Übergang der Lendenwirbelsäule zum Becken vor. Beim sogenannten lumbosakralen Übergangswirbel konnte sich die Natur nicht entscheiden, ob sie den Wirbel nun dem Kreuzbein oder der unteren Lendenwirbelsäule zuordnet. Zudem ergeben sich sehr oft ungewöhnliche Positionen der beteiligten Wirbelkörper, woraus wiederum Fehlstellungen der darüber angeordneten Wirbelsäule resultieren, beispielsweise Verkrümmungen.

Wirbelgleiten – Instabilität der Wirbelsäule

Es ist die Folge einer Fehlentwicklung, einer Spaltbildung im Zwischengelenkstück des Wirbels. Betroffen sind fast ausschließlich der vierte und fünfte Lendenwirbelkörper, der jeweils über den darunterliegenden Wirbel nach vorn abgleiten kann. Dies führt zu einer typischen Stufenbildung in der Dornfortsatzreihe der Lendenwirbelsäule. Das Wirbelgleiten kann in höherem Lebensalter auch durch einen Verschleiß an der Wirbelsäule entstehen.

Bei jungen Menschen ist häufig eine Spondylolyse, eine knöcherne Schwäche bestimmter Wirbelbogenanteile, die Ursache. Die Beschwerden sind hauptsächlich starke Rückenschmerzen, die bis in die Oberschenkel ausstrahlen können.

Skoliose – eine Verkrümmung zur Seite

Eine Skoliose ist quasi ein Pfusch am Bau (siehe Seite 68). Oft entsteht sie durch Halb- oder Schaltwirbel und andere verschiedenartigste Störungen des Wirbelsäulenaufbaus während der Entwicklungsphase. Bei etwa

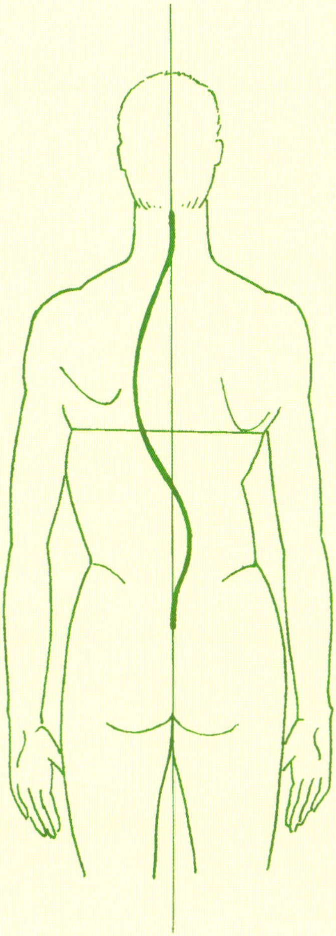

Skoliose

Dieses Krankheitsbild wurde schon in der Antike von dem griechischen Arzt Hippokrates beschrieben. Die Wirbelsäule ist seitlich verbogen, was zur Folge haben kann, dass ein Bein kürzer erscheint. Dies kann langfristig zu immer stärkeren Beschwerden führen.

85 Prozent aller Skoliosen bleibt die auslösende Ursache jedoch unbekannt.

Es handelt sich hier um eine Fehlstellung der Wirbelsäule, die durch deren seitliche Verbiegung gekennzeichnet ist. Sie ist als orthopädisches Leiden schon sehr lange bekannt. Zunächst treten keine Beschwerden auf. Bei Kindern wird sie oft zufällig von den Eltern entdeckt. Beim Erwachsenen begünstigt eine dauerhafte Fehlstellung eine Abnutzung der Wirbelsäule, sodass die Beschwerden mit zunehmendem Alter stärker werden können.

Ungünstige Haltungsformen – Hohlrücken und Co.

Beim *Hohlkreuz* sind die Bauch- sowie die Gesäßmuskeln zu wenig ausgebildet, sodass sich das Becken nicht korrekt aufrichten kann. Ein Kind mit einem Hohlrücken hat im Stehen einen auffallend vorgewölbten Bauch. Vor dem siebten Lebensjahr gehört diese Körperhaltung noch zur normalen kindlichen Entwicklung. Danach sollte jedoch die Muskulatur gekräftigt werden, damit keine bleibenden Haltungsschäden, etwa ein vorzeitiger Wirbelsäulenverschleiß im Lendenbereich, entstehen.

Beim *Flachrücken* fehlt die physiologische Krümmung. Damit entbehrt die Wirbelsäule einer gewissen Federwirkung, sie ist relativ unbeweglich. Es kommt zu einer stärkeren Druckbelastung auf die Bandscheiben und Gelenke.

Beim *Rundrücken* (Kyphose) ist die Brustwirbelsäule nach vorne gekrümmt. Im Jugendalter können Haltungsschäden oder auch die Scheuermann-Krankheit (siehe Seite 49) die Bildung eines verstärkten Rundrückens hervorrufen.

Angeborene Fehlformen sind außerdem Verkrüppelungen der Wirbelsäule.

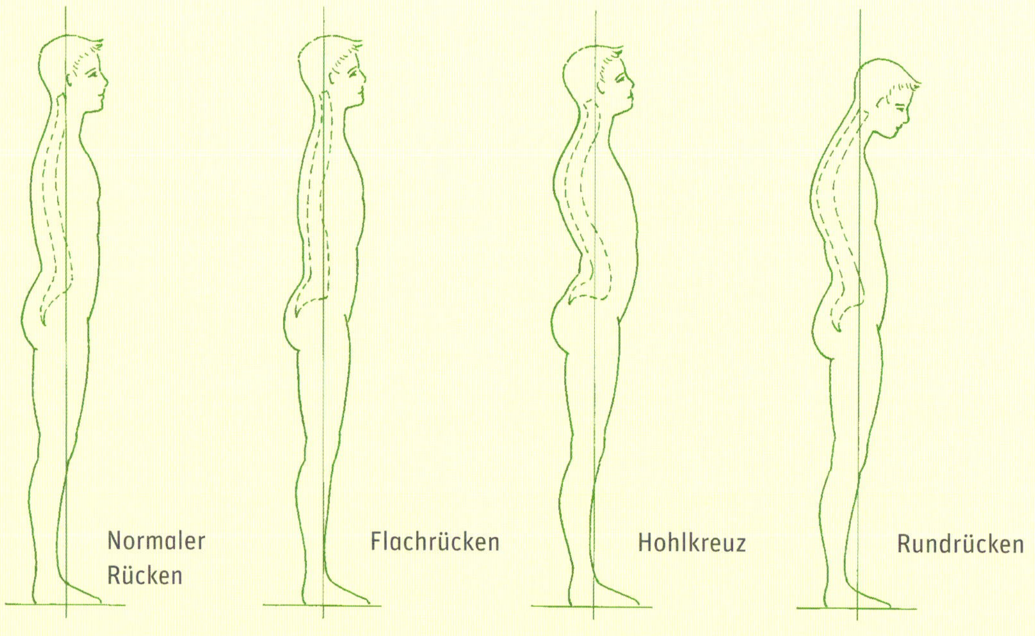

Erworbene Schwachstellen

Eine schlechte Haltung, einseitige und zu starke Belastungen sowie falsche Bewegungsmuster über längere Zeit können dazu führen, dass Rückenschmerzen auftreten, die sich im Lauf des Älterwerdens noch verstärken. Erkrankungen der Wirbelsäule, die durch Abnutzung (Degeneration) entstanden sind, haben sich inzwischen zur regelrechten Volkskrankheit entwickelt.

Gerade Fehlhaltungen und Fehlbelastungen der Wirbelsäule führen dazu, dass die Betroffenen unbewusst einen Ausgleich zur schmerzenden Haltung schaffen wollen. Dies wiederum bringt weitere Muskelkontraktionen und Verspannungen, in der Folge auch neue Schmerzen. So schließt sich der Teufelskreis.

Morbus Scheuermann – vor allem im Wachstum

Hierbei handelt es sich um sogenannte aseptische Nekrosen. Das sind nicht durch Infektion bedingte Knochenzerstörungen der Wirbelgrund- und Deckplatten, der Randleisten der Wirbelkörper und ihrer angrenzenden Knochenpartien. Die Erkrankung betrifft hauptsächlich Jugendliche und Männer. Sie führt zu Verkrümmungen an der Wirbelsäule, Rundrücken im Bereich der Brustwirbelsäule und Skoliose (siehe Seite 47).

Brüche und Wirbelfrakturen – durch Gewalteinwirkung

Beinbrüche bei Jugendlichen können zur Folge haben, dass der betroffene Beinabschnitt schneller wächst, wodurch später möglicherweise Beinlängendifferenzen entstehen. Ein Wirbelbruch (Wirbelfraktur) an der Wirbelsäule kann z.B. bei einem Unfall passieren, aber auch durch Osteoporose bedingt sein. Hier liegt also in den meisten Fällen eine direkte (Sturz, Stoß) oder indirekte (Stauchung, Überstreckung) Gewalteinwirkung als Ursache vor. Bei einem Kopfsprung ins seichte Wasser etwa wird die Halswirbelsäule gestaucht, es liegt also eine indirekte Gewalteinwirkung vor.

Morbus Scheuermann

Man geht davon aus, dass die Erkrankung durch langanhaltende körperliche Anstrengung in einer bestimmten gefährdeten Lebensphase, nämlich während des Wachstums, ausgelöst wird. Diese Vermutung prägte auch die Namen »Bauern-« und »Lehrlingsbuckel«. Die Veränderungen müssen nicht zwangsläufig zu Beschwerden führen. Sie werden oft nur durch Zufall entdeckt, etwa bei der Musterung oder bei Lehrlingsuntersuchungen. Es wird aber auch diskutiert, dass Störungen des Knochenstoffwechsels in der Zeit des Heranwachsens erheblich zur Entstehung der Erkrankung beitragen.

Osteoporose – erhöhte Sturzgefahr

Knochenschwund tritt vor allem in höherem Alter auf. Faktoren, die zu dieser Krankheit führen, sind beispielsweise Bewegungsmangel, schlechte Ernährung, ein zu hoher Alkohol- und Nikotinkonsum, körperliche sowie seelische Belastungen und bei Frauen ein hormonelles Ungleichgewicht. Auch die langfristige Einnahme bestimmter Medika-

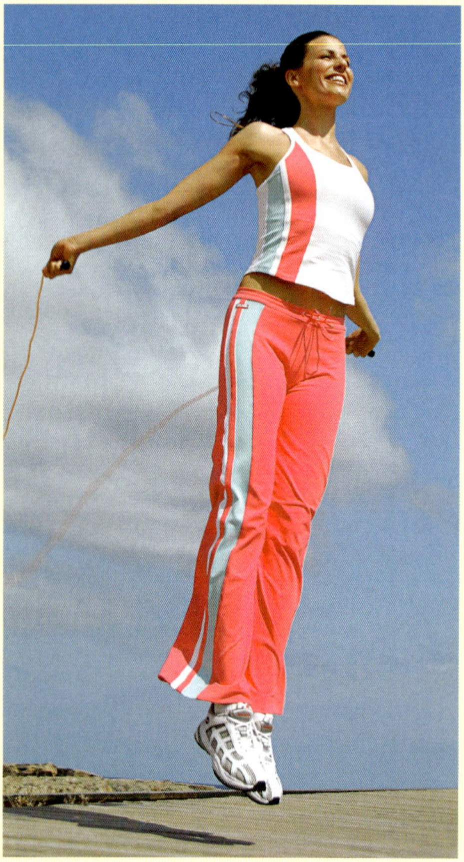

Gezielt vorbeugen

Wenn Sie sportlich und aktiv sind, bleibt auch Ihr Skelettsystem stabil und leistungsfähig. In den Knochen wird ständig genauso viel Substanz aufgebaut wie abgebaut. Überwiegen jedoch die Abbauvorgänge, dann verlieren die Knochen Kalzium. Sie werden porös und brüchig. Diesen Prozess nennt man Osteoporose. Mit einem gezielten Vorsorgeprogramm können Sie die Krankheit vermeiden oder im Frühstadium sogar noch heilen.

mente (Heparin, Kortison) kann zu Osteoporose führen.

Die Folgen einer Osteoporose sind in erster Linie Frakturen (Knochenbrüche). Denn bei Osteoporose-Kranken bergen der allgemeine Elastizitäts- und Kraftverlust sowie das eingeschränkte Koordinationsvermögen das Risiko, hinzufallen. Unschön ist auch der sogenannte Witwenbuckel, ein Ausdruck chronischer Brustbeinbelastung mit Vorverlagerung der Schultergelenke. Die verstärkte Rundrückenbildung führt dann zur Überlastung der Halswirbelsäule.

Muskuläre Dysbalancen – Fehlhaltung als Folge

Die Skelettmuskeln bestehen zum einen aus den phasischen Muskeln, die überwiegend eine Bewegungsfunktion haben, und zum anderen aus den tonischen Muskeln, die in der Hauptsache Haltearbeit leisten müssen. Kommt es zu einseitigen Belastungen im Alltag oder zu Fehlbelastungen, etwa beim Sport, reagieren die phasischen Muskeln mit Schwäche, die tonischen Muskeln verkürzen sich. So geraten die beiden Muskelgruppen in ein Ungleichgewicht (Dysbalance). Auf Dauer führt dies zu einer Fehlhaltung.

Um muskuläre Dysbalancen zu vermeiden oder erfolgreich auszugleichen, sollten die zur Verkürzung neigenden Muskeln gedehnt und die zur Schwäche tendierenden gekräftigt werden.

Stehen Sie unter Strom?

Dass große Hektik Ihre Muskulatur schwächen und Ihnen Verspannungen bescheren kann, haben Sie bereits gelesen. Testen Sie, wie sehr Sie unter Stress stehen, und beantworten Sie die Fragen. Die Auswertung zeigt Ihnen, wo Ihr Stresspegel gerade pendelt und wie Sie ihn verringern können:

Sind Sie tagsüber oft müde, obwohl Sie nachts gut geschlafen haben?	☐ ja	☐ nein
Haben Sie nur sehr selten Zeit, um Freunde zu treffen?	☐ ja	☐ nein
Trösten Sie sich in letzter Zeit öfter mit Süßigkeiten?	☐ ja	☐ nein
Haben Sie Mühe, während der Freizeit ganz und gar abzuschalten?	☐ ja	☐ nein
Lassen Sie Mahlzeiten ausfallen, um Zeit zu sparen?	☐ ja	☐ nein
Machen Sie des Öfteren Flüchtigkeitsfehler und sind Sie zerstreut?	☐ ja	☐ nein
Können Sie oft schlecht einschlafen oder wachen Sie nachts auf?	☐ ja	☐ nein
Treiben Sie in letzter Zeit kaum noch Sport?	☐ ja	☐ nein
Haben Sie manchmal Kopf- oder Magenschmerzen oder Herzklopfen?	☐ ja	☐ nein
Nervt Sie die Fliege an der Wand oder das Klingeln des Telefons?	☐ ja	☐ nein

Auswertung: Wie viele Fragen haben Sie mit ja beantwortet?

0–2 positive Antworten: Ihr Stresspegel hält sich in Grenzen, Sie kommen gut mit Druck klar. Falls Sie trotzdem unter Rückenschmerzen und Muskelverspannungen leiden, sollten Sie dies von einem Arzt abklären lassen.

3–5 positive Antworten: Sie scheinen ziemlich unter Stress zu stehen. Machen Sie sich bewusst, dass seelische und körperliche Anspannung, über Monate hinweg, zu chronischen Beschwerden führen kann. Erlernen Sie eine Entspannungsmethode wie etwa das Autogene Training oder die Progressive Muskelrelaxation. Ärzte, Psychologen und Volkshochschulen bieten entsprechende Kurse an. Das Gruppenerleben bringt Ihnen zudem Spaß und spornt zum Durchhalten an.

6 und mehr positive Antworten: Alarmstufe Rot! Sie stehen richtig unter Strom und sollten dringend etwas dagegen unternehmen. Aber das wissen Sie sicher selbst. Es ist höchste Zeit, dass Sie Ihren Tagesablauf neu strukturieren, dass Sie regelmäßige Ruhepausen einplanen und mögliche Stressoren ausschalten. Falls Sie alleine nicht weiterkommen, sollten Sie sich professionelle Hilfe holen. Sie werden sehen, wenn Sie erst einmal alles mit mehr Gelassenheit angehen, fühlen Sie sich wesentlich wohler, und Ihre körperlichen Verspannungen lassen nach.

Schmerzen als Wächter der Gesundheit

Sie zählen zu den unangenehmen Sinnes- und Gefühlsempfindungen, die jeder von uns kennt. Schmerzen sind immer ein Alarmsignal und haben primär die Aufgabe, vor Gesundheitsgefahren zu warnen. Sie werden durch innere oder äußere Reize ausgelöst und sollten sofort behandelt werden. Dauern sie länger als sechs Monate an, spricht man von chronischen Schmerzen.

Verschiedenste Ursachen

Wie ein bellender Wachhund sein Herrchen bei Gefahr alarmiert, macht uns der Schmerz darauf aufmerksam, dass an einer bestimmten Stelle im Körper etwas nicht in Ordnung ist. Er zeigt uns, wo Reizungen, Wunden oder Entzündungen entstanden sind, die sich möglicherweise sogar ausbreiten können.

»Der Schmerz, der meistens nur wenige Stunden anhält, ist kein Gegner, sondern ein Helfer für unsere Gesundheit«, so der Mainzer Schmerzforscher Professor Dr. Hans Ulrich Gerbershagen.

Akuter Schmerz wird beispielsweise bei Zahnweh empfunden, bei Verstauchungen, Prellungen, Knochenbrüchen, Schnittverletzungen oder Muskelverspannungen.

Wie entsteht der Schmerz?

Mehr als 80 Prozent aller peripheren Nervenfasern im menschlichen Körper, also derjenigen, die außerhalb von Gehirn und Rückenmark liegen, gehören zum System der Schmerzwahrnehmung und -verarbeitung (Nozizeption).

Nicht nur die Haut, sondern auch die meisten inneren Gewebe und Organe werden von Schmerzrezeptoren (Nozizeptoren) mit fein verzweigten Zellausläufern (Nervenendigungen) durchzogen. Diese sprechen gewöhnlich auf verschiedene Reize an. Viele Nozizeptoren in der Haut reagieren auf Temperatur, auf starke Druck- und Sticheinwirkungen sowie auf bestimmte chemische Substanzen.

Wahrnehmung von Schmerzsignalen im Gehirn

Wenn ein Reiz durch das Entstehen chemischer Stoffe vor Ort einwirkt, werden in den Nozizeptoren (Schmerzfühlern) elektrische Signale erzeugt, die zum Gehirn weitergeleitet werden und dort die Wahrnehmung des Schmerzes auslösen. Die meisten nozizeptiven Nervenzellen besitzen dünne, marklose Zellfortsätze (Nervenfasern), in denen die elektrischen Signale weitergegeben werden.

Es existieren Nerven mit und ohne Markhülle; die Fortleitung von elektrischen Impulsen ist unterschiedlich.

Während die Signale in einer marklosen »C-Faser« ungefähr zwei Meter in der Sekunde zurücklegen, leitet eine Nervenfaser, wie sie etwa zur Steuerung der Muskulatur bei sehr schnellen Bewegungen benötigt wird, mit einer 50- bis 100-fachen Geschwindigkeit. Die schnellsten Schmerzfasern (bis 120 Meter pro Sekunde) sind diejenigen, mit denen unser Organismus unwillkürliche Reflexe ausführt.

Extrem schnell: die Reflexe

Wenn Sie beispielsweise mit der Hand eine heiße Herdplatte berühren, dann zuckt Ihre Hand zurück, bevor Sie den Hitzeschmerz überhaupt wahrgenommen haben. An diesem Reflexsystem sind dünne, markhaltige Fasern, sogenannte A-delta-Fasern beteiligt, deren Signale im Rückenmark – unter Umgehung des Wahrnehmungsapparates im Gehirn – auf motorische Nervenfasern umgeschaltet werden. Diese verlaufen in Richtung Muskulatur und lösen dort eine Bewegung aus, in diesem Fall das Zucken der Hand.

Ein wichtiges Merkmal vieler Nozizeptoren ist deren Fähigkeit, chemische Botenstoffe, sogenannte Neuropeptide, zu produzieren, und in das umgebende Gewebe abzugeben. Selbst wenn die Schmerzfasern nur schwach erregt werden, beginnen sie, Neuropeptide auszuschütten, die dann z.B. die Durchlässigkeit von Blutgefäßen verändern. Es wer-

Krankhafte Vorgänge aktivieren bestimmte Rezeptoren

In den letzten zehn Jahren hat die Schmerzforschung eine Gruppe von Rezeptoren (Schmerzfühlern) entdeckt, die im gesunden Organismus weder auf mechanische (Druck) noch auf thermische Reize (Hitze) reagieren. Solche stummen oder schlafenden Rezeptoren, die etwa ein Drittel aller Nozizeptoren bilden, werden erst aktiv, wenn sie beispielsweise mit chemischen Stoffen in Kontakt kommen, die bei einer Entzündung freigesetzt wurden.

Offenbar bilden diese Nervenzellen eine Art stille Reserve: Sie werden nur dann sensibilisiert, wenn krankhafte Vorgänge im Organismus entstehen und sich dadurch bestimmte Botenstoffe in den betroffenen Geweben ausbreiten.

Die Schmerzleitung und ihre Schaltstationen

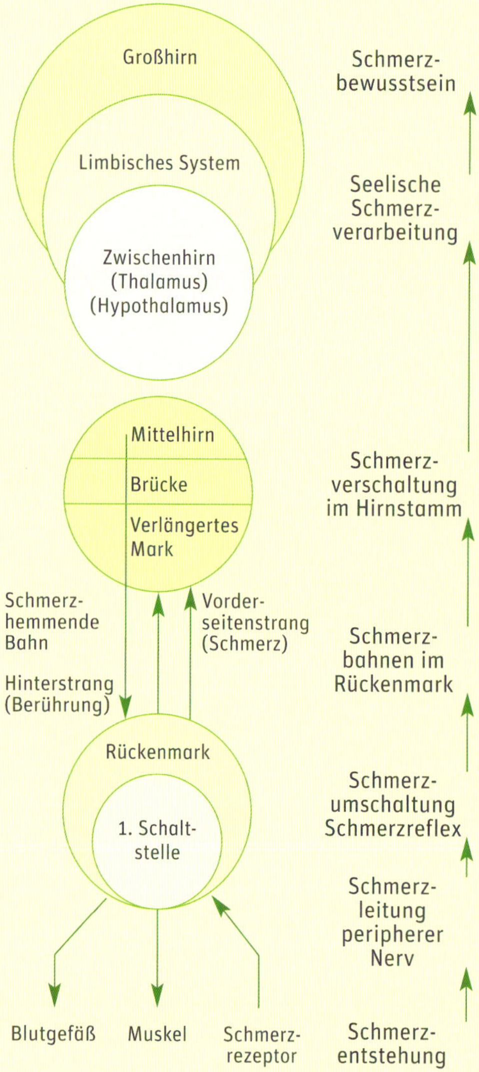

Das menschliche Gehirn stellt die zentrale Anlaufstelle jeglicher Information dar. Zusammen mit dem limbischen System ist das Zwischenhirn besonders wichtig für die Schmerzempfindung.

(Aus: »Die Schmerzfibel« von Dr. Egbert Asshauer)

den körpereigene schmerzauslösende Substanzen wie KCL (Kaliumchlorid), H-Ionen, Serotonin, Bradykinin und Prostaglandine freigesetzt.

Das Rückenmark als Schaltstation für Schmerzreize

Schmerzsignale werden von den Nozizeptoren auf bestimmten aufsteigenden Nervenbahnen zum Rückenmark sowie ins Gehirn geleitet und auf diesem Weg zum Teil mehrfach umgeschaltet. Eine wichtige Schaltstation für Schmerzreize befindet sich im Rückenmark. Elektrische Impulse, also hirnwärts strömende Informationen, werden in Form von chemischen Übertragungsstoffen an den Schaltstellen an die anschließende Nervenfaser übertragen und dort wieder als elektrische Impulse fortgeleitet.

Über diese »Kabel« erreichen Schmerzimpulse den Thalamus. Er ist die Umschaltstation für optische und akustische Reize im Gehirn, also die zentrale Anlaufstelle jeglicher Information. Hier finden dann die Verarbeitung und Verteilung der Information an die zuständigen Stellen des Gehirns statt, die zur bewussten Wahrnehmung und zu einer entsprechenden Beantwortung der Schmerzinformation führen.

Ein sehr unangenehmes Gefühl

Das limbische System, das vom Hirnstamm abzweigt, dient dazu, die emotionale Seite von Sinnesreizen zu registrieren. Schmerz gehört ohne Zweifel zu den besonders unangenehmen Gefühlen. Diese emotionale Färbung kommt zustande, wenn Schmerzreize ins limbische System geleitet werden und dort quasi die persönliche Note bekommen.

Wo genau entsteht der Schmerz?

Amerikanische Forscher haben zahlreiche Personen an der Lendenwirbelsäule unter Lokalanästhesie (örtlicher Betäubung) operiert. Währenddessen haben die Mediziner ihre Patienten nach der Schmerzempfindung der verschiedenen Strukturen befragt. Hier das Ergebnis:

- Immer schmerzhaft war die komprimierte (gequetschte) Nervenwurzel.
- Oft schmerzhaft waren der äußere Faserring der Bandscheibe, die Deckplatte des Wirbelkörpers, das hintere Längsband und der vordere Anteil der »dura mater«, das ist die Hirnhaut, die bis ins Rückenmark reicht.
- Selten schmerzempfindlich waren die Bänder zwischen den Dornfortsätzen, die Gelenkkapsel (dies deckt sich nicht mit den in der Praxis gemachten Erfahrungen) und die Muskelansätze (nur am Ansatz oder nahe dem Gefäßnervenbündel).
- Nie schmerzhaft war das gelbe Band (siehe Seite 23), das »ligamentum flavum«, ein jeweils zwischen zwei Wirbeln liegendes Band, das die Wirbelsäule stabilisiert.

Die Erkenntnis aus diesen Untersuchungen: Schmerzen an der Wirbelsäule, am beweglichen Segment zwischen den Wirbelkörpern, entstehen vorwiegend in dem Bereich, wo der Spinalnerv den Rückenmarkkanal verlässt. Dort muss der Körper auf der Hut sein. Die Sensoren sind in dieser Region dicht aufgestellt, es droht die Gefahr, dass Bandscheibengewebe durch Risse im hinteren Anteil der Bandscheibe lawinenartig hervorquillt und den Nerv quetscht oder gar erdrückt. Durch den knöchernen Anbau (Verschleiß) wird der Lebensraum des Nervs eingemauert, der Nerv irritiert.

Wann entstehen Schmerzen?

Was den Rücken und die Stützmuskulatur betrifft, kommt es immer dann zum Schmerz, wenn die haltenden, richtungsweisenden, tragenden und sichernden Strukturen der beweglichen Segmente überlastet sowie überfordert sind. Werden die Kompensationsmechanismen, auf die der Körper eingespielt ist, überschritten, so meldet das System diesen unangenehmen, manchmal sogar unerträglichen Zustand des Schmerzes. Dies passiert, was den Halteapparat betrifft, selten schon in der Jugend, sondern eher mit zunehmendem Alter.

Rückenschmerzen tauchen kaum bei gewohnten Tätigkeiten auf, vielmehr melden sie sich bei plötzlichen und unverhofften Betätigungen. Bewegen Sie sich oft und immer wieder auf andere Weise, dann ist alles in Ordnung, jedoch bei monotonen und einseitig ablaufenden Tätigkeiten reagiert Ihr Kreuz mit Schmerzen.

Außergewöhnliche Strapazen

Zumindest zweimal im Jahr muss sich ein Gartenbesitzer um seine Gewächse kümmern. Im Frühjahr wird eifrig gepflanzt. Er

Last oder Lust?

Bedenken Sie, dass Schmerz nicht nur Last, sondern auch Lust sein kann! Das Verarbeitungsspektrum des Schmerzes ist sehr breit und individuell gefächert. Jeder empfindet Schmerz anders.

schleppt Blumenkästen, schiebt den schweren Schubkarren, gräbt um und bückt sich dabei fast ununterbrochen.
Im Herbst schneidet er dann die Bäume zurecht, er steigt auf Leitern, um das Laub aus der Dachrinne zu kehren, er verstaut die Pflanzkübel in der Garage, damit ihnen der Winter nichts anhaben kann, er recht Laub und trägt es in Säcken zum Grünguthof.

Überforderung durch gelegentliche Gartenarbeit

Aber wie reagiert sein Rücken auf die zweimal jährlich stattfindende Tortur? Dieser ist auf die Tätigkeiten des Saisongärtners meist nicht vorbereitet und wird massiv überfordert. Durch das Tragen, Schleppen und Schubkarrenfahren werden Bandscheiben, Wirbel, Gelenke und Muskeln sehr strapaziert. Der Stoffwechsel der Bandscheiben wird durch die abwechselnde Be- und Entlastung zwar aktiviert, allerdings entstehen aufgrund der Überlastung sogenannte Zytokine (schmerzauslösende Substanzen), welche die freien Nervenendigungen erreichen und Schmerzreize setzen.

Keine Überbelastung!

Ein eigentlich gesunder Rücken ist tatsächlich sogar während des Jahreszeitenwechsels z. B. durch Schneeschippen gefährdet – außer man hat ihn darauf vorbereitet und das ganze Jahr über schon gut trainiert. Vor allem ein vorgeschädigter Rücken (Verschleiß) wird bei plötzlicher Überforderung mit Schmerzen reagieren.

Hexenschuss – wenn die Muskeln sauer werden

Der Reizzustand kann so weit gehen, dass sich in den kleinen Wirbelgelenken Ergüsse bilden – analog dem Kniegelenkserguss, der durch Dehnungsreize der Gelenkkapsel und Entzündungsreaktionen Schmerzen verursacht. Der Bandapparat, der zur passiven Sicherung der Richtung des Bewegungsausschlages dient, wird gedehnt, gezerrt und gestaucht. Er zeigt seinen Unmut darüber, indem er Schmerzreize aussendet.

Auslöser für einen Hexenschuss sind meist Bewegungen wie Heben, Bücken oder Drehen. Der Betroffene kann sich dann nicht mehr aufrecht halten und nimmt eine seitlich gekrümmte Schonhaltung ein.

In der Muskulatur wird durch die plötzliche Überforderung vermehrt Milchsäure gebildet, die Muskeln reagieren im wahrsten Sinne des Wortes sauer und reihen sich in den Chor der schmerzklagenden Strukturen ein. Das Anfluten gesammelter Schmerzreize kann sich dann zum immer größer werdenden Übel aufschaukeln, sodass das ganze Desaster in einer äußerst schmerzhaften völligen Unbeweglichkeit, dem hinreichend bekannten Hexenschuss endet.

Schmerzen bringen noch mehr Verspannungen

Wenn Sie Schmerzen haben, verkrampft Ihre Muskulatur noch stärker. Diese Verspannungen verhindern eine normale Durchblutung, es entsteht der sogenannte Hartspann. Im Hartspann wiederum wandelt sich der

aerobe (sauerstoffbelieferte) Stoffwechsel in den anaeroben (zu wenig oder ganz ohne Sauerstoff) Stoffwechsel um.
Ein solcher Prozess kann auch beim alljährlichen Reifenwechsel oder beim Räumen von nassem Schnee ablaufen. Gleichzeitig gibt es eine vegetative regulierende Antwort des nozizeptiven (schmerzmeldenden) Systems (siehe Seite 52), bei dem sich die Durchblutung verändert, Gewebe verquellen und noch mehr Schmerzsubstanzen frei werden. Die Schmerzschwelle sinkt.

Chronifizierung verhindern

Wie bereits mehrfach in diesem Buch erwähnt, ist ein gutes, gezieltes Muskel- und Wirbelsäulentraining die beste Medizin gegen Rückenschmerzen. Wenn Sie Ihren Rücken nämlich schon im Vorfeld möglicher stärkerer Belastungen kräftigen, machen ihm dann ungewohnte, strapaziöse Tätigkeiten wie langes Bücken, Schubkarrenfahren, schwere Lasten heben und Ähnliches kaum etwas aus.
Er wird allenfalls mit vorübergehenden leichten Schmerzen reagieren, die nach einer Zeit der Regeneration wieder verschwinden. Durch regelmäßige Bewegung, durch täglich wiederholte Be- und Entlastungen können Sie außerdem vermeiden, dass die Plage mit dem Rücken im Lauf der Zeit dauerhaft, also chronisch werden könnte.

Mit den Jahren wird es nicht gerade besser

In zunehmendem Alter werden einzelne Bewegungssegmente faul, sie können durch den Knochenabbau sowie durch Schrumpfung der Kapseln und Bänder versteifen. Die noch beweglichen Nachbarsegmente müssen

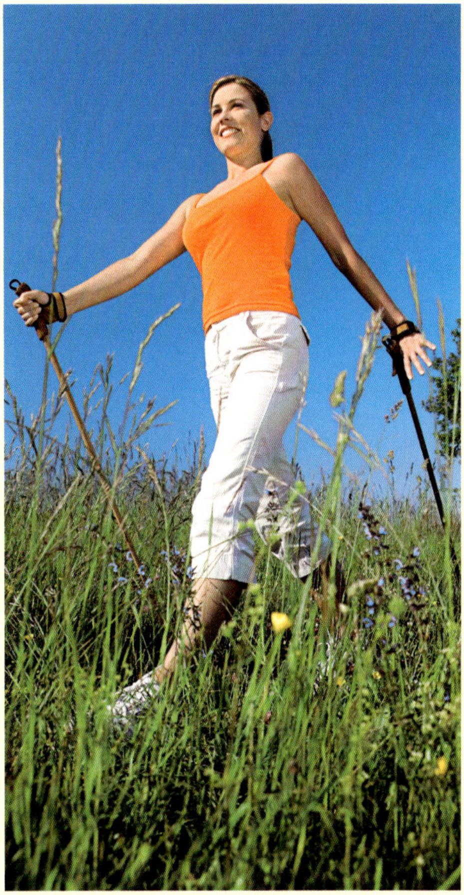

Die Muskeln kräftigen!

Ein trainierter Rücken beschert Ihnen nur in den seltensten Fällen Schmerzen. Ist die Rückenmuskulatur jedoch besonders schwach, kommt es früher oder später zu Beschwerden. Beim richtig durchgeführten Walking (siehe Seite 141) beispielsweise stärken Sie nicht nur zahlreiche Muskeln, sondern Sie halten auch Herz und Kreislauf in Schwung.

den Bewegungsanteil des nicht mehr so aktiven Nachbarsegments übernehmen. Sie werden dadurch noch lockerer, noch instabiler und schmerzhafter. Denn wer übernimmt schon gerne die Arbeit des Nachbarn, ohne zu murren?
Instabile Segmente bewegen sich ungesund ruckartig, weil durch den verminderten Quelldruck der Bandscheibe (siehe Seite 22) der sichernde Bandapparat gelockert und die Gelenkkapseln der Wirbelgelenke überdehnt werden. Die (Über-)Beweglichkeit geht bei diesen Wirbelsegmenten weit über das gesunde, physiologische Maß hinaus und bringt zusätzlichen Schaden. Im Lauf der Jahre verringern sich Muskelmasse sowie Muskelkraft, und die wenigen verbliebenen Muskeln haben mit der Aufrichtung gegen die Schwerkraft schon genug Last.
Tipp: Die Muskeln lassen sich in jedem Alter auf Kraft und Ausdauer trainieren.

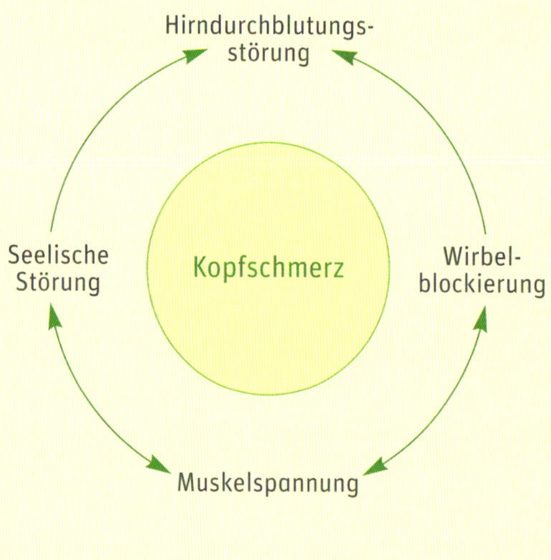

Ein Teufelskreis: Die vier wichtigsten Ursachen für Kopfschmerzen.
(Aus: »Die Schmerzfibel« von Dr. Egbert Asshauer)

Schmerzen durch muskuläre Dysbalancen

Dass auch die Muskeln schmerzen können, wissen wir alle, denn sicher hatte jeder schon einmal einen Muskelkater.
Ich möchte an dieser Stelle noch einmal auf die Wichtigkeit der muskulären Balance hinweisen. Ist nämlich das Kräfte- und Spannungsgleichgewicht der Muskeln gestört, kommt es zu Schmerzen am Bewegungsapparat (siehe Seite 50). Durch Schonung der schmerzenden Bereiche, durch Inaktivität, Fehlbelastung und andere Faktoren werden die sogenannten phasischen, mehr für die Bewegung zuständigen Muskeln geschwächt. Die Folge ist eine regionale Fehlhaltung, eine Überbelastung von Muskeln, Sehnen, Bändern, Bandscheiben und Gelenken. Daraus wiederum entwickeln sich strukturelle Veränderungen an den Muskeln und Sehnen, es entstehen Schmerzen.
Diese bewirken eine unphysiologische Belastung und Schonhaltung, was zur Verkürzung der tonischen, mehr für die Haltung und Stabilisierung zuständigen Muskulatur führt. Dies wiederum zieht eine Schwächung der phasischen Muskulatur nach sich. Der Schmerzkreislauf ist geschlossen.
An Kopfschmerzen hat jeder schon einmal gelitten. Etwa fünf Prozent aller Erwachsenen leidet sogar an chronischen Kopfschmerzen, rund 90 Prozent kennen den sogenannten Spannungskopfschmerz. Der Schmerz verteilt sich, meist vom Nacken ausgehend, über ein größeres Gebiet am Kopf. Spannungskopfschmerzen können episodisch oder chronisch (mehr als 180 Tag im Jahr) auftreten. Sie werden häufig von Schlafstörungen begleitet. Auch bei Kopfschmerzen liegt ein Schmerzkreislauf vor. Wirbelblockierungen und muskuläre Verspannungen sind neben seelischen Störungen die häufigsten Ursachen.

Individuelle Wahrnehmung

Wie fühlt man eigentlich Schmerzen? Was für den einen schon schier unerträgliche Schmerzen sind, bedeutet für den anderen möglicherweise nur ein leichtes Unwohlsein. Es ist bekannt, dass der gleiche Schmerz jedem anders wehtut. Wenn ein Kleinkind zum ersten Mal seinen Finger auf die heiße Herdplatte legt, zieht es diesen nicht so schnell zurück wie ein Erwachsener, denn es hat noch nicht gelernt, wie sich Schmerz anfühlt. Erst wenn die Mutter entsetzt die kindliche Hand zurückreißt, bekommt der Sprössling ein Gefühl für die Wertigkeit des Schmerzes und passt das nächste Mal besser auf.

»Mach aus der Mücke keinen Elefanten!«, lautet die bekannte Volksweisheit, die besagt, dass Übertreibungen alles nur schlimmer machen.

In der Broschüre »Chronischer Schmerz« des »Bundesministeriums für Bildung und Forschung« (siehe Seite 154 und 155) werden die verschiedenen Schmerzqualitäten folgendermaßen beschrieben:

- Geringer Schmerz wird zum Beispiel bei Ablenkung gar nicht wahrgenommen.
- Mittelstarker Schmerz ist hinderlich bei Bewegungen oder stört beim Einschlafen.
- Starker Schmerz weckt beim Patienten beispielsweise den Wunsch, sich hinzulegen; sein Denken und Sprechen kreist hauptsächlich um diesen Schmerz, er fühlt sich hilflos.
- Extrem starker Schmerz: Der Patient möchte am liebsten schreien; er hält den Schmerz für unerträglich.

Bandscheibenvorfall tut richtig weh

Der Schmerz beim akuten Bandscheibenvorfall tritt schlagartig auf. Wenn der Nerv gequetscht wird, ist der Schmerz so unerträglich, dass herkömmliche Medikamente nicht mehr helfen. In diesem Fall muss man zu stärkeren, zu sogenannten Opiaten greifen. Der Nervenquetschungsschmerz strahlt heftig in eine Extremität, in den Arm oder meistens ins Bein aus, es kommt zu Lähmungserscheinungen.
Ein akuter Bandscheibenvorfall wird oft nur von Bagatellbewegungen ausgelöst. Die Bandscheibenvorwölbung kann verzögert über einen längeren Zeitraum fortschreiten. Das Bandscheibengewebe zwängt sich allmählich, über Wochen und Monate hinweg, durch Risse im Faserring. Eine Bandscheibenvorwölbung macht keine bis wenig Schmerzen, es sei denn, die aus der Bandscheibe herausquellende Gallertmasse verschiebt sich in Richtung des Nervenaustrittslochs. Akute Kreuzschmerzen, verbunden mit Miktionsstörungen (Problemen beim Wasserlassen) und Stuhlgangrückhalteproblemen, deuten auf einen Bandscheibenvorfall hin, der den untersten Teil des Nerven-

Einfluss der Seele

Akute, durch Überlastung hervorgerufene Kreuzschmerzen sind – mit und ohne Arzt – spätestens nach fünf Tagen wieder verschwunden. Das allgemeine Befinden wie auch die Gefühlslage haben Einfluss darauf, wie intensiv Schmerzen wahrgenommen werden.

systems beschädigt. Sie kündigen die höchste Alarmstufe an, meist ist eine sofortige Operation notwendig.

Schwierige Diagnose

Tatsächlich gibt es auch Rückenschmerzen ohne ersichtliche Ursachen. Nicht selten klagen Patienten beim Arzt über starke Beschwerden, doch der Mediziner kann auch nach eingehenden Untersuchungen (noch!) keine organischen (somatischen) Ursachen entdecken, welche Schmerzen in beschriebener Stärke erklären würden.

Die Fachwelt ist sich heute weitgehend einig darüber, dass Symptome wie beispielsweise Rückenschmerzen auch durch Angst, Stress sowie infolge emotionaler Konflikte oder psychosozialer Probleme verursacht werden können. Man spricht dann von psychosomatischen oder somatoformen Störungen.

Psychosomatische Leiden sind schwer zu erkennen

Oft vermuten die Betroffenen gar keine schwerwiegenden emotionalen Konflikte oder psychischen Störungen bei sich selbst. Werden sie vom Arzt auf mögliche seelische Ursachen ihrer Beschwerden hingewiesen, reagieren sie so oder ähnlich: »Ich habe Schmerzen, weiß aber nicht warum. Ich will nur, dass mir endlich geholfen wird!«

In vielen Fällen ziehen diese wirklich geplagten Menschen jahre- oder gar jahrzehntelang von Arzt zu Arzt, ohne dass ihr Lei-

Das sagt der Volksmund

Der alltägliche Sprachgebrauch gibt seit Jahrhunderten von Generation zu Generation auf mündlichem Weg echte Lebensweisheiten wieder. Hier eine kleine Auswahl an Sprüchen und Redewendungen, die das »Kreuz mit dem Kreuz« darstellen:

- Ein »breiter Rücken« kann allerhand wegstecken.
- Ein »Katzenbuckel« drückt eine demütige, unterwürfige, fast furchtvolle Haltung aus.
- »Im Kopfe dumm, im Rücken krumm« (Goethe).
- Wenig robusten Persönlichkeiten wird der »Nacken unter dem Joch gebeugt« oder der »Fuß auf den Nacken gesetzt«; ein Zeichen dafür, dass der Widerstand gebrochen wurde.
- Wer schwere Lasten trägt, muss »buckeln« oder »sich krumm und buckelig arbeiten«.
- Jemand, der etwas »auf seinen Buckel nimmt«, will die Verantwortung tragen.
- Eine besonders schwere Arbeit »drückt einem schier das Kreuz ab«.
- Jemandem oder einer Sache »den Rücken zukehren« heißt, kein Interesse daran zeigen.
- Wer »hinter jemandes Rücken etwas tut«, macht es heimlich, vermeidet dessen Reaktion.
- Wer einem anderen Menschen »den Rücken freihält«, der sorgt dafür, dass dieser unbekümmert wichtigen Aufgaben nachgehen kann.
- Wer mit dem »Rücken zur Wand steht«, befindet sich in einer fast ausweglosen Situation.
- Wem »die Angst im Nacken sitzt«, der fühlt sich in Gefahr.

den gelindert werden kann. Nicht wenige solcher Patienten entwickeln sich, durch die vielen Arztkontakte geschult, zu regelrechten Koryphäenkillern, wie es im Fachjargon heißt. Denn in ihrem Fall sind selbst berühmte Professoren mit ihrem Latein am Ende, sie wissen keine therapeutischen Möglichkeiten mehr.

Dass die Auslöser hartnäckiger Rückenprobleme nicht nur körperlicher, sondern auch seelischer Natur sein können, bereitet den Patienten wie auch ihren Therapeuten manchmal starkes Kopfzerbrechen.

Einsicht des Patienten ist extrem wichtig

Das Ganze geht sogar so weit, dass derart geplagte Patienten in ihrem unbewussten, selbstzerstörerischen Behandlungszwang viele unnötige Operationen über sich ergehen lassen. Gott sei Dank, meinen sie, haben sie bis dahin alle Geschehnisse überlebt. Kein Wunder, denn schließlich sind sie organisch gesund, was sie jedoch selbst nicht wahrhaben wollen.
Wenn sie nicht zur Einsicht kommen, ist es leider sehr schwer, solchen Patienten zu helfen. Hier bringen auch hochmoderne Diagnoseverfahren nichts. Um in solchen Fällen die richtige Diagnose zu stellen und eine wirksame Therapie einzuleiten, muss sich der Arzt intensiv mit dem Patienten beschäftigen. Auf der Suche nach der Wahrheit lässt der vermeintlich Kranke alle nur erdenklichen Untersuchungen durchführen. Er bekommt viele, meist nicht zutreffende Befunde und Diagnosen mitgeteilt. Dann nimmt er auch noch zahlreiche Therapien auf sich.

Körpersignale verstehen

Ich bin sicher, dass es das Zusammenleben mit anderen Menschen erheblich erleichtern würde, könnte man die Gedanken anderer lesen und deren Körpersignale, die viel ehrlicher und ursprünglicher sind als die Mimik und die Gestik, analysieren.

Im Prinzip wird bei einem solchen Patienten die Situation durch die moderne Medizin eher verschlechtert als verbessert.

Sprüche mit wahrem Hintergrund

Lässt der Arzt seinen Patienten reden und hört er ihm dabei aufmerksam zu, bemerkt er häufig Formulierungen, die im Volksmund gebräuchlich sind. Je schillernder die Schmerzsymptomatik und die Befindensstörungen vom Patienten geschildert werden, desto wahrscheinlicher ist es, dass der Mediziner einen psychologisch-psychiatrischen Hintergrund findet.
Damit Ihr Rücken schmerzfrei bleibt oder wird, ist es wichtig, dass Sie sich rechtzeitig mit den Zusammenhängen zwischen der Psyche, also der Seele, und *soma* (griechisch), dem Körper, auseinandersetzen. So können Sie selbst frühzeitig erkennen, ob sich eine psychosomatische Veränderung anbahnt.

Beständig wachsen und frei handeln

Martin und Günter Memmert schreiben in ihrem Buch »Die Wirbelsäule in der Anschauung« (siehe Seite 155) über die seelische und körperliche Haltung Folgendes:

»Die Wirbelsäule ist das zentrale Achsenorgan, nicht nur für den anatomischen Körper, sondern für seelische Belange überhaupt. Damit muss die Wirbelsäule stark genug sein, nicht nur den Menschen selbst zu tragen, sondern auch Lasten anderer Art. Gleichsam ist gerade dieses für unser so zentrales Organ besonders verletzlich. Die Beweglichkeit der anatomischen Wirbelsäule und damit deren Anpassungsfähigkeit in jeglicher Hinsicht erhöht diese Wichtigkeit. Ziel der Körper- und Seelenhaltung ist es, nach oben in die Senkrechte zu wachsen und zu streben, und nach vorne, mit freiem Rücken, zu agieren. Positiv ausgedrückt impliziert die Wirbelsäule Kraft, Ausdauer, Standhaftigkeit, Aufrichtigkeit, Ehrlichkeit, Geradlinigkeit und als Gegenpol Verletzlichkeit.«

Emotional: Körpersprache

Eine geballte Faust drückt oft mehr aus als viele Worte. Vermutlich ist es ein Überbleibsel aus der Zeit der Evolution, dass der Mensch noch über Teile des nonverbalen Kommunikationssystems der Tierwelt verfügt, sich also mitunter durch Gesten, Mimik oder bestimmte Körperhaltungen mit anderen verständigt. In diesem Fall scheint die Kontrolle durch das Bewusstsein entsprechend geringer zu sein, aber der Echtheitsgrad dessen, was ausgedrückt werden soll, ist umso höher einzustufen.

Haltung und körperlicher Ausdruck sind so miteinander verbunden, dass sich das eine nicht vom anderen trennen lässt, und sie beeinflussen sich auch gegenseitig. Während die Körperhaltung stärker die Intensität von Gefühlen zeigt, offenbart die Mimik eher die Art der Gefühle. Die Gesichtsmimik ist eine Antwort auf kurzfristige Affekte, die Rückenmimik hingegen lässt auf langanhaltende Gefühlszustände schließen.

Mimik und Gestik – nicht immer unbewusst

In unseren zwischenmenschlichen Beziehungen spielt die Körperhaltung eine sehr wichtige Rolle: Durch sie drücken wir Nähe und Distanz aus, Dominanz und Unterwerfung. Gerade weil die Körpersprache oft unbewusst abläuft, reagieren wir auf die Körpersignale anderer gefühlsmäßig. Zeigen Sie, dass Sie mit beiden Beinen fest auf dem Boden stehen. Üben Sie eine lockere, gelöste, aber gleichzeitig auch straff anmutende Körperhaltung!

Manche wollen diese im Verborgenen vorhandene Sprache sprechen, etwa wenn sie die Pantomime erlernen. Gerade weil sie sich dabei nicht der Worte bedienen, müssen sie die Persönlichkeit des Menschen, den sie darstellen, mimisch erfassen. Auch ein Schauspieler kommuniziert nicht nur mit Worten, er schlüpft regelrecht in die Haut der Figur, die er spielt.

Die besten Tipps gegen Schmerzen

Schmerzen lassen sich auf vielfältige Weise wegdenken. Probieren Sie aus, welche der folgenden Möglichkeiten Ihnen am besten hilft. Setzen oder legen Sie sich bequem hin und atmen Sie entspannt ein und aus:

1] Betrachten Sie den Schmerz als einen an Ihrer Wirbelsäule sinnlich wahrnehmbaren Teil, der kommt und geht, als ein Ereignis, das eintreten darf. Sagen Sie sich gelassen: »Er wird wieder (ver)gehen.«

2] Schenken Sie Ihren Schmerzen oder der schmerzenden Körperstelle volle Aufmerksamkeit; warten Sie dabei auf ein inneres Bild, das das Problem hinter dem Schmerz darstellt.

3] Halten Sie in Ihrer Vorstellung Zwiesprache mit dem Schmerz.

4] Atmen Sie tief in den Bauch hinein und wieder aus. Schenken Sie dem Schmerz liebevolle Aufmerksamkeit. Stellen Sie sich vor, wie er mit jeder Ausatmung wegströmt.

5] Suchen Sie in tiefer Entspannung die direkte Begegnung mit dem Schmerz, der als Freund und Ratgeber von Ihnen akzeptiert wird.

6] Untersuchen Sie die Beschaffenheit des Schmerzes, z. B. nach Form, Farbe, Temperatur und Konsistenz. Er lässt sich in der Entspannung einkreisen und ebenso klein machen, wie er früher in Ihrer Vorstellung groß gemacht wurde. Ist seine Botschaft einmal verstanden, wird er nicht mehr gebraucht und löst sich auf.

7] Lassen Sie Ihre Fantasie spielen mit der Zielsetzung, den Schmerz zum Verschwinden zu bringen: Umhüllen Sie ihn mit warmem Licht, und atmen Sie ihn dann weg.

8] Machen Sie eine Fantasiereise: Sie gehen an einem sonnigen Tag spazieren und legen sich in eine Hängematte zwischen blühenden Obstbäumen. Von dort aus genießen Sie ein virtuelles wunderschönes Bergpanorama und lassen Ihren Körper von der Sonne wärmen. Der Schmerz schmilzt unter ihr weg, wie das Gletschereis in den Bergen.

9] Stellen Sie sich die Farbe Ihres Schmerzes vor; ändern Sie diese nach Belieben, wählen Sie bei Bedarf eine Farbe, die Ihnen angenehmer ist. Wenn Sie beispielsweise den schwarzen Schmerz nicht mögen, färben Sie ihn rosa.

10] Stellen Sie sich die Schmerzstelle als ein gespanntes Gummiband vor, und halten Sie dieses Bild für einige Augenblicke fest; dann lassen Sie das Gummiband los, lockern damit die schmerzende Stelle. Sie lösen die Anspannung und entspannen.

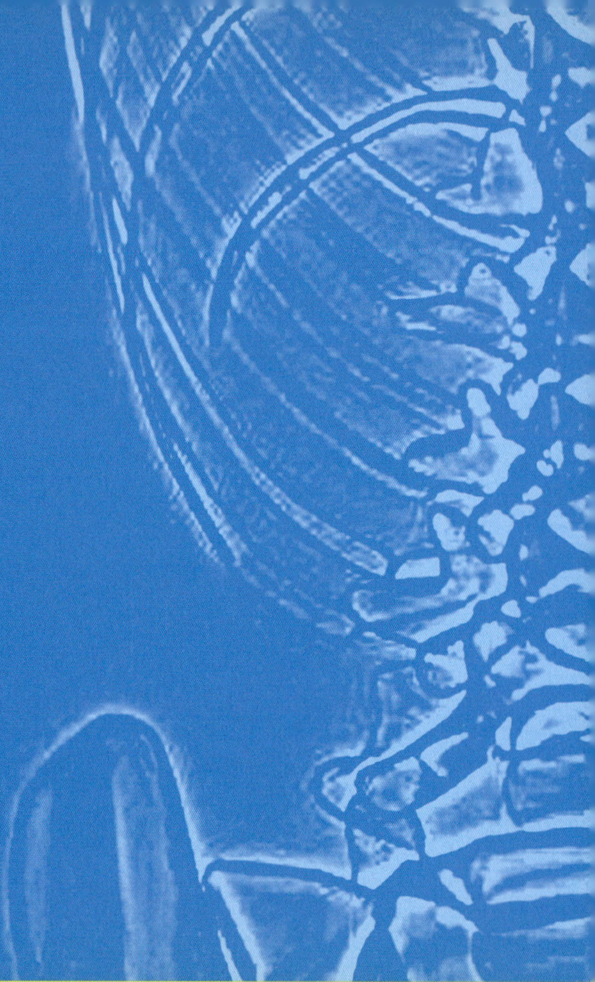

3] Das Rückgrat unter der Lupe

Wie Sie immer wieder ins Gleichgewicht finden

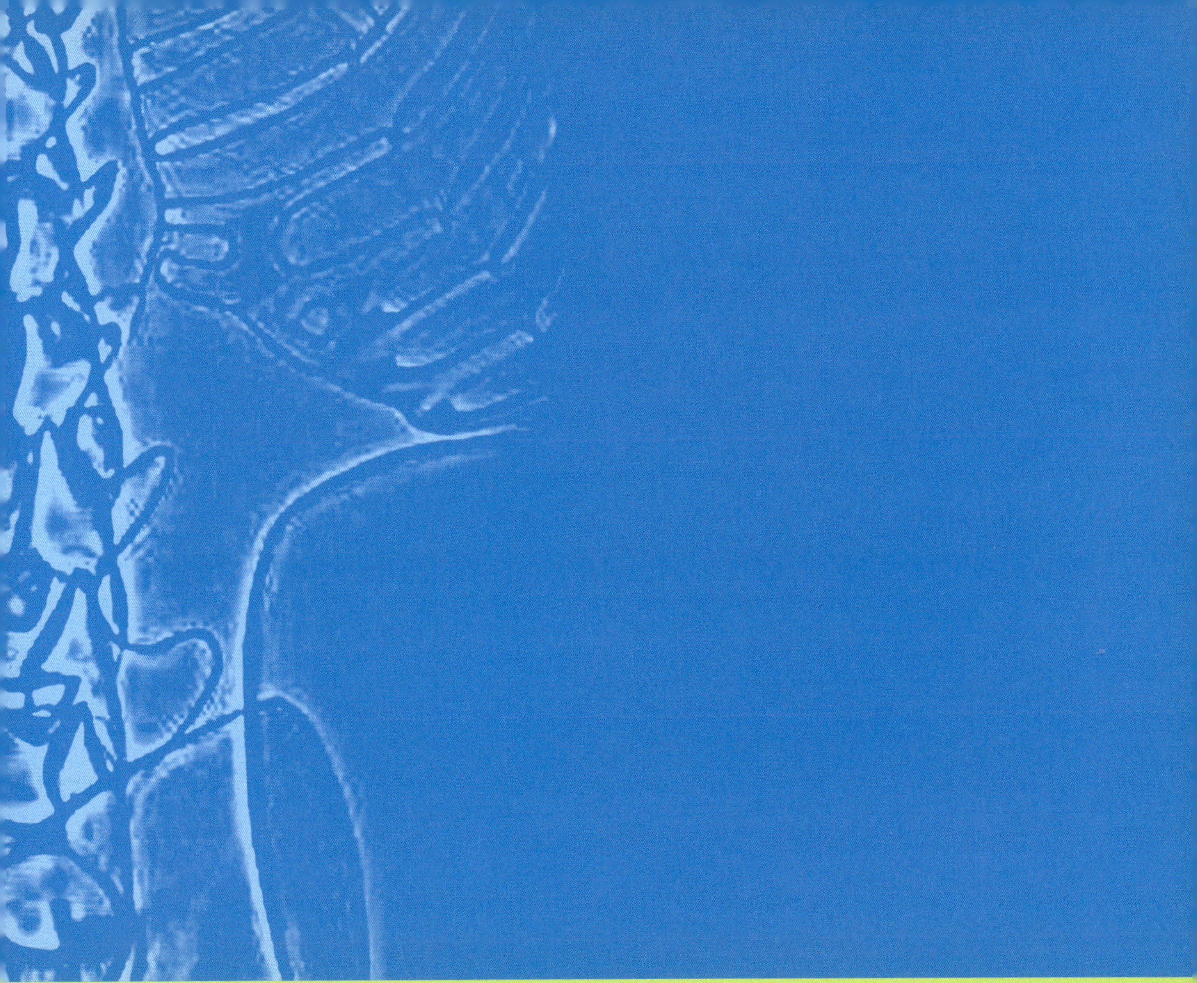

Hat sich Ihre Haltung in letzter Zeit verändert? Wenn ja, sollten Sie unbedingt die Stabilität Ihres Rückens stärken. Wie das geht, erfahren Sie jetzt. Wussten Sie außerdem, dass Ihre Füße, die meistbeanspruchten Teile Ihres Körpers, eine enorme Bedeutung für Ihre Rückengesundheit haben? Leider werden sie oft vernachlässigt. Schluss damit, sorgen Sie ab jetzt auch für Ihre Fußgesundheit!

Prüfen Sie Ihre Haltung und Ihre Figur

Wenn Sie ein noch besseres Gefühl für Ihren eigenen Körper bekommen, wird es Ihnen auch gelingen, Ihre Haltung zu korrigieren. Das ist die beste Voraussetzung für ein Leben ohne Rückenschmerzen. Seien Sie dabei ehrlich zu sich selbst, stehen Sie zu möglichen Schwachstellen und gehen Sie bei Bedarf zum Arzt. Zunächst aber dürfen Sie die Beweglichkeit Ihrer Wirbelsäule testen.

Spieglein, Spieglein ...

Haben Sie sich zufällig beim letzten Stadtbummel im spiegelnden Schaufenster betrachtet? Konnten Sie sich dort selbst wiedererkennen? Es ist ratsam, dass Sie sich ab und zu einmal zu Hause so, wie Gott Sie schuf, vor den Spiegel stellen. Begutachten Sie sich dabei auch von der Seite. Auf diese Weise können Sie eventuelle körperliche Veränderungen bemerken.

Oder hat Sie Ihre Schneiderin das letzte Mal beim Anpassen Ihrer Hose vielleicht darauf aufmerksam gemacht, dass die Länge ganz individuell geändert werden muss, da Sie auf einmal zwei verschiedene Beinlängen haben? Möglicherweise muss auch ein Rock Ihrer Taille neu angepasst werden.

Fehlstellungen korrigieren

Eine Beinlängendifferenz, bedingt durch unterschiedliche Beinlängen oder durch eine Beckenschiefstellung, sollte unbedingt korrigiert werden, und zwar durch Absatz- und/oder Sohlenausgleich auf der betroffenen Seite. Es gibt auch variable Beinlängen aufgrund von Blockierungen der gelenkigen Verbindungen zwischen dem Kreuzbein und den Beckenschaufeln. Hier kann man durch Chirotherapie (siehe Seite 111) und durch Automobilisation, also durch eigenständiges Lockern, für Ausgleich sorgen.

Die Abflachung einer Taille kann bedeuten, dass eine Seitausbiegung der Wirbelsäule vorliegt.

Wirbelsäulen-TÜV gefällig?

Welche Untersuchungsmethoden gibt es überhaupt und welche sind sinnvoll? Die Röntgendiagnostik ist mit einer deutlichen Strahlenbelastung verbunden, daher sind Verlaufsbeobachtungen problematisch. Sie gehört jedoch zum Standard, um Skoliosen oder andere ernsthafte Deformitäten sichtbar zu machen.

Als Wilhelm Conrad Röntgen (1845–1923) die nach ihm benannten Strahlen entdeckte und sogleich ihre Anwendung ausprobierte, läutete er damit ein neues medizinisches Zeitalter ein. Die Röntgendiagnostik ist seit über 100 Jahren ein wichtiger, inzwischen jedoch umstrittener Bestandteil medizinischer Untersuchungen. Auch die modernen Diagnoseverfahren wie etwa die Computertomographie (CT), die Sonographie und die strahlungsfreie Magnetresonanztomographie (MRT) basieren auf Entwicklungen der röntgenologischen Bildverarbeitung.

Für die verschiedenen Bereiche des Körpers werden unterschiedliche Strahlenqualitäten benötigt, um unterschiedlich dichte Gewebe wie beispielsweise Fettgewebe oder Knochen zu durchdringen. Man spricht von harter und weicher Strahlung. Bei einer Mammographie etwa wird mit weicher Strahlung gearbeitet, welche nach Vermutungen von einigen Ärzten das Brustkrebsrisiko noch erhöht.

Die 3-D-Wirbelsäulenvermessung

Aufgrund dieser Risiken wurde in den letzten Jahren eine Reihe von Alternativen und ergänzenden Verfahren entwickelt, auch zur Wirbelsäulendiagnostik, deren Grundprinzip in der Analyse der Rückenoberfläche besteht. Zu nennen sind hier beispielsweise die Moirétopographie, die Photogrammetrie, die Rasterstereometrie, das OpTRImetric-System, das ISIS-System, die Videorasterstereometrie (Formetrik), die ultraschallgestützte Wirbelsäulenanalyse (Zebris) und die Ultraschalltopometrie.

Eine weitere Möglichkeit ist die 3-D-Wirbelsäulenvermessung, eine strahlungsfreie Alternative zum Röntgen. Die rasche und berührungslose Vermessung des menschlichen Rückens und der Wirbelsäule sowie von Beinlängendifferenzen garantiert eine hohe Messgenauigkeit. Die Daten werden dank modernster Computer- und Bildverarbeitungstechnik sofort ausgewertet. Das Ergebnis sind exakte Diagnosen für noch individuellere und erfolgreichere Therapien.

Wofür eignet sich das 3-D-Vermessungssystem?

- Bei Rücken- und Wirbelsäulenproblemen für bessere und erfolgreichere Therapien.
- Bei Beckenschiefständen und Beinlängendifferenzen für exakte Korrekturmaßnahmen, Schuhausgleich und vieles mehr.
- Zur regelmäßigen Kontrolle eventueller Therapien.
- Zur Vermessung und Verlaufskontrolle von Wirbelsäulenverkrümmungen, vor allem bei Kindern und Jugendlichen.
- Zur Anpassung und Überprüfung spezieller Schuheinlagen.

Test: Wie beweglich ist Ihr Rücken?

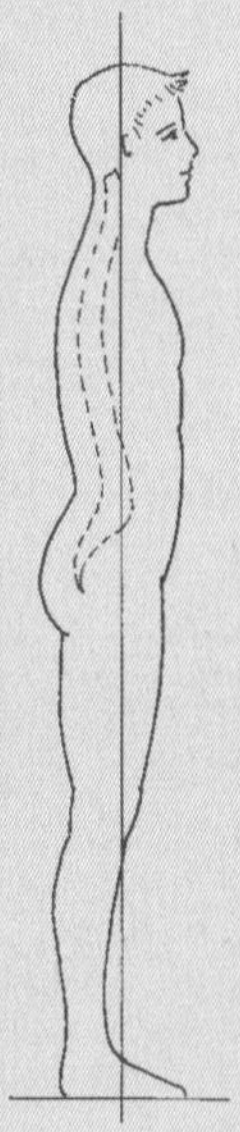

Normale Haltung: harmonisch, mit physiologischen Krümmungen der Wirbelsäule; Sattelung im Bereich der Lendenwirbelsäule, harmonische Rundung im Bereich der Brustwirbelsäule.

Ordnen Sie sich zunächst einmal selbst ein. Zu welcher der abgebildeten Haltungen würden Sie Ihre zählen? Die verschiedenen Fehlhaltungen haben Sie bereits auf den Seiten 47 und 48 kennengelernt.

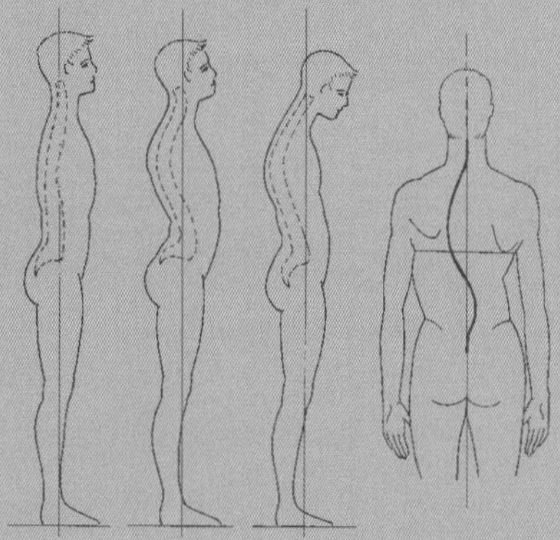

Typische Fehlhaltungen (von links nach rechts):

1] Flachrücken (bei verminderter Lendenlordose oder verminderter Sattelung der Lendenwirbelsäule)
2] Hohlrunder Rücken (Hyperlordose)
3] Rundrücken (Kyphose)
4] skoliotische Schiefhaltung

Wie ist der Funktionszustand Ihrer Wirbelsäule?

Überprüfen Sie nun anhand einiger Übungen, wie beweglich Ihre Wirbelsäule und Ihr Rumpf sind. Dieses kleine Selbstdiagnose-Programm kann Ihnen auch als tägliche Trainingsvorlage für zwischendurch dienen. Damit mobilisieren und dehnen Sie bestimmte Muskeln, Bänder und Gelenke und verbessern Ihre Haltung.

1] Beweglichkeit der Halswirbelsäule:

Seitdrehung: Erreicht Ihre Nasenspitze bei der Kopfdrehung nach links und nach rechts die jeweilige Schulter?
Seitneigung: Erreicht Ihr Ohr bei Seitneigung des Kopfes fast die jeweilige Schulterhöhe?
Vorwärtsneigung: Erreicht Ihre Kinnspitze bei der Kopfvorneige das Brustbein?
Rückwärtsneigung: Können Sie unbehindert nach oben zum Himmel sehen?

Falls Sie alle Fragen mit ja beantworten können, ist Ihre Halswirbelsäule schön beweglich. Machen Sie diese Übungen trotzdem hin und wieder, damit es auch weiterhin so bleibt.

2] Beweglichkeit des Rumpfes:

Beugung nach vorne: Erreichen Sie aus dem Stand bei durchgestreckten Knien mit den Fingerspitzen den Boden?
Seitneigung: Erreichen Sie aus dem Stand bei durchgestreckten Knien jeweils die Außenseite des rechten und linken Kniegelenks?
Rückwärtsneigung: Können Sie ein deutliches Hohlkreuz bilden? Das heißt, Sie stützen die Hände in die Lenden und schieben das Becken nach vorne, sodass die Sattelung der Lendenwirbelsäule ein wenig verstärkt wird.

Wenn Ihnen auch diese Übungen gut gelingen, können Sie mit Ihrer Rumpfbeweglichkeit zufrieden sein. Trainieren Sie sie dennoch ab und zu.

3] Beweglichkeit des Schultergürtels:

- Erreichen Sie mit der rechten Hand die linke Schulter und mit der linken Hand die rechte Schulter?
- Können Sie durch Anheben beider Arme gleichzeitig die Hände an den Hinterkopf auflegen?
- Können Sie durch Herabführen beider Arme die Handflächen auf die Gesäßbacken auflegen?
- Berühren sich Ihre Fingerspitzen beim Diagonalgriff hinter dem Rücken?

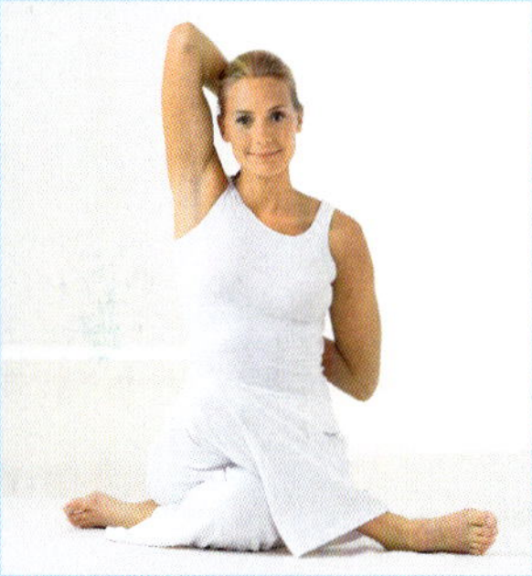

4] Gleichgewichtssinn:

- Können Sie auf einem Bein stehen? Gelingt Ihnen dies mit offenen wie auch mit geschlossenen Augen?
- Können Sie, auf dem rechten Bein stehend, den linken Fuß seitlich an das rechte Knie legen und stehen bleiben? Gelingt das Ganze auch umgekehrt?
- Können Sie das rechte Bein beugen und mit der rechten Hand fassen, den linken Arm heben, den Oberkörper etwas nach vorne beugen und den rechten Arm sowie das rechte Bein nach hinten dehnen? Gelingt das auch mit der anderen Seite?

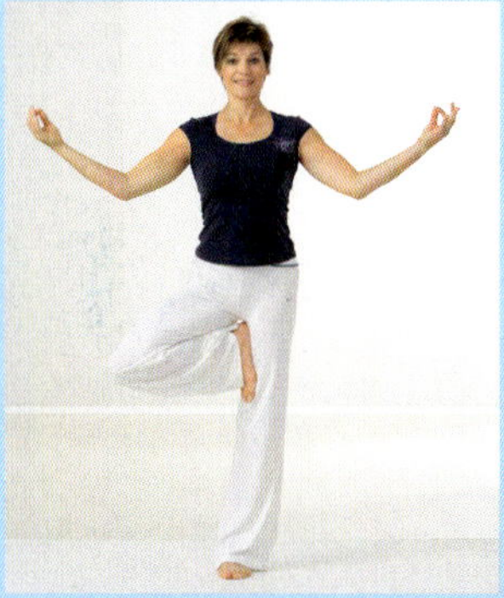

Die Yogaübung »Baum« bringt Sie in die Balance.

Haben Sie bei der Durchführung dieses Mini-Selbstdiagnose-Programms vielleicht Auffälligkeiten bemerkt? Tun Sie sich mit bestimmten oder sogar mit allen Übungen schwer, so müssen Sie auf körperliche Defizite schließen. Um diese gerade noch rechtzeitig zu beseitigen und mehr über Ihren Körper sowie eine gute Haltung zu lernen, haben Sie natürlich die Möglichkeit, Ihren Orthopäden zu konsultieren und sich einmal gründlich untersuchen zu lassen. Er schickt Sie dann eventuell zur Physiotherapie, wo Sie ganz gezielt und unter fachlicher Anleitung an Ihren Schwachpunkten arbeiten und die Defizite beseitigen dürfen – Ihrem Rücken zuliebe.

Wie funktioniert das 3-D-Vermessungssystem?

Der Patient steht vor einer Videokamera und einem Projektor. Der Projektor wirft parallele Messlinien auf die Rückenoberfläche, die Videokamera gibt einem Computer das dreidimensionale Muster weiter. Die Software wertet dann die gemessenen Daten aus und ermittelt die gesamte Form der Wirbelsäule. Erforderliche Korrekturmaßnahmen, etwa bei Beinlängendifferenzen oder Beckenschiefstand, können durch eine höhenverstellbare Plattform genau simuliert werden.

Die 3-D-Wirbelsäulenvermessung ist eine revolutionäre, wegweisende Kombination aus modernster Videotechnik und schneller Datenverarbeitung.

Die Bildverarbeitung erkennt die Form der Wirbelsäule und der Beckenstellung unterhalb der Hautoberfläche. Bei Verlaufskontrollen sieht der Computer jede Veränderung zu früheren Aufnahmen.

Weitere Messmethoden

Mit der computergestützten kleinen, handlichen »MediMouse®« (IDIAG) lassen sich auf sehr einfache Weise die Statik und die Beweglichkeit der Wirbelsäule und Gelenke in verschiedenen Ebenen darstellen, ohne dass der Patient dabei besonders belastet wird. Das Gerät findet Anwendung in der Orthopädie, es ist auch hilfreich bei Schul- und Betriebsuntersuchungen. Bei der Therapie kann man damit den Krankheitsverlauf kontrollieren. Eine andere Methode, nämlich die »Ultraschalldistanzmessung« (FRIENDLY SENSORS), erlaubt es, Wirbelsäule und Gelenke unter völliger Bewegungsfreiheit mit Kurz- oder Langzeitmessung zu erfassen und zu dokumentieren. Anwendungsmöglichkeiten bieten sich in der Orthopädie, in der Arbeits- und Sportmedizin sowie im Leistungssport.

Das Korpus-Konzept

Wie bleibt der menschliche Körper so gut im Gleichgewicht, auch wenn er sich nach vorne, nach hinten oder zur Seite neigt? Da gibt es zunächst das sogenannte *externe* Gleichgewicht, die Beziehung des Körpers zur Umwelt, in der er nicht umfallen darf. Außerdem ist noch das *interne* Gleichgewicht zu nennen: die Positionierung der Körpersegmente zueinander muss derlei gestaltet sein, dass sie eine dauerhafte Überlastung der Wirbelsäule verhindert.
Bei einer optimalen, aktiven Haltung im Stehen liegen die Schwerpunkte der verschiedenen Körperabschnitte auf einer Belastungslinie. Abweichungen davon verursachen zusätzliche Drehmomente und leiten eine abgestimmte Muskelaktivität ein, um den Körper so schnell wie möglich wieder ins Lot zu bringen. Konstante Fehlhaltungen führen zu einer anhaltenden »korrigierenden« Muskelanspannung und damit zu Verspannungen. Das Stehen im Lot sollte stets bewusst wahrgenommen werden.
Ganz automatisch sorgen wir bei Bewegungen ständig für einen Gewichtsausgleich, beispielsweise indem wir die Arme in die entgegengesetzte Richtung strecken. Wie auch immer der Körper seine einzelnen Segmente ausrichtet, solange der Körperschwerpunkt innerhalb der Unterstützungsfläche bleibt, kippt er nicht um. Lehnen wir den Rumpf nach vorne, so verhindern wir ein Umfallen, indem wir zum Beispiel die Arme nach hinten strecken.

Haltungsschwäche – eigentlich ein Gewichtsausgleich

Obwohl das externe Gleichgewicht erhalten bleibt, fallen wir nicht um, wenn sich das interne Gleichgewicht verändert. Das klassische Beispiel ist die muskuläre Haltungsschwäche. Sie ist gekennzeichnet von einer schwachen Bauchmuskulatur, einem verkürzten Hüft- und Lendenmuskel sowie von einem Vorkippen des Beckens, was zum Hohlkreuz führt. Auf das externe und interne Gleichgewicht bezogen, kann der Haltungsschwächling zwar die Balance halten, aber sein internes Gleichgewicht verschiebt sich, wie die Druckverteilung unter den Füßen zeigt; der Körperschwerpunkt wandert.

Optische Eindrücke beeinflussen die Haltung

Je mehr das sensomotorische System zur Haltungsregulierung gefordert wird, umso mehr gelangt man zu der Überzeugung, dass der optische Sinn der motorischen Kontrolle dient. Optische Eindrücke, z.B. in welcher Position man sich im Raum befindet, werden über einen schnellen Kanal am Bewusstsein vorbeigeleitet und die optischen Informationen binnen 100 Millisekunden als motorischer Reiz auf die Haltemotorik wirksam.

Instabilität bei Verschiebung des Körperschwerpunkts

Im Bereich der Haltungsdiagnostik lässt sich dies gut belegen, indem die aktive Körperhaltung mit geöffneten und geschlossenen Augen verglichen wird. Die zunächst stabile, aktive Haltung führt sofort zu einer Vorverlagerung des kompletten Rumpfes, sobald die Augen geschlossen werden.

Mit dem Wegfallen der optischen Information aus der räumlichen Umgebung können zur Haltungsregelung nur noch die Eingangssignale der Propriozeption, der Hautmechanorezeptoren (mechanischen Fühler) und des Vestibularorganes (Gleichgewichtsorgans im Ohr) eingesetzt werden. Durch die Vorverlagerung des Rumpfes verschiebt sich der Körperschwerpunkt nach vorne, und der Druck auf den Vorfuß nimmt zu. Auf den verstärkten Druckreiz antworten die Mechanorezeptoren unter der Fußsohle mit einem starken Signal, das dann im Mittelhirn verarbeitet wird. Über diesen Trick sorgt das ZNS (Zentralnervensystem) für einen starken Input, um die Haltung wieder zu stabilisieren und das externe Gleichgewicht zu garantieren. Liegen Defizite in der Vorverarbeitung dieser Informationen im Mittelhirn vorn, so droht die Körperhaltung instabil zu werden.

Das interne und das externe Gleichgewicht

Das externe Gleichgewicht verhindert, dass der Körper umkippt, während das interne Gleichgewicht einem Zusammensacken des Körpers entgegenwirkt. Es wird bewerkstelligt durch das bereits erwähnte sensomotorische System, das über Propriozeptoren (Fühler zur Messung körpereigener Vorgänge), Mechanorezeptoren (Messfühler für mechanische Reize) und durch das Gleichgewichtsorgan informiert und gesteuert wird.

Muskelstärkung und -lockerung nur über ZNS

Ebenso wie ein zu schwacher Muskel nur über das Zentralnervensystem gestärkt wird, ist auch ein verkürzter Muskel nur über die Zentrale zu lockern. Die Tonuserhöhung führt nämlich zu einer scheinbaren Verkürzung; deshalb ist es sinnvoll, die Tonuserhöhung des Einzelmuskels vorzugsweise zentralgesteuert herabzusetzen. Es ist jedoch weniger wirksam, die Spannung des verkürzten Muskels mechanisch, also durch Dehnung, zu lindern und dadurch den Muskel verlängern zu wollen.
Die Zukunft eines jeglichen Muskeltrainings wird an diesen Erkenntnissen nicht mehr vorbeikommen. Sie müssen als Basisprogramm für sämtliche Muskelaufbautrainings herangezogen werden.

Muskelkraft – wie viel?

Wie steht es denn eigentlich um Ihre Muskelkraft? Wie viel davon brauchen Sie, um eine optimale Haltung zu bekommen? Und wie kann man diese messen? Es gibt inzwischen verschiedene Verfahren nach modernster Technik, anhand derer Sie die Kraft Ihrer Muskeln prüfen können. Wenn Sie herausfinden, wo genau Ihre Schwächen liegen, haben Sie die Möglichkeit, Ihre Muskeln ganz gezielt auch dort zu stärken. Somit verbessern Sie Ihre Haltung erheblich und beugen Rückenschmerzen vor. Hier stelle ich Ihnen verschiedene Testverfahren vor:

Der Back-Check® nach Dr. Wolff

Kraft lässt sich tatsächlich messen. Der Back-Check® (Rücken-Check) nach Dr. Hartmut Wolff ist eine Möglichkeit, um die Muskelkraft des Rückens zu bestimmen. Mit dem Gerät lässt sich die Kraftfähigkeit der Halswirbelsäulenmuskulatur (Strecker, Beuger, Seitneiger rechts und links), der Rumpfmuskulatur (Strecker, Beuger, Seitbeuger rechts und links) sowie der Oberkörpermuskulatur im aufrechten Stand in der habituellen (gewohnheitsmäßigen) Haltung messen.
Die in einer speziellen Software angelegten Referenzdaten garantieren eine zuverlässige Beurteilung des muskulären Status der Testperson. Basierend auf diesen Resultaten, definiert der Trainer dann mit einem Trainingsplaner ein gezieltes Rückentraining.

Die Wirbelsäulenfunktionsanalyse

Dieses Testverfahren dient der Beurteilung des Funktionszustands der Wirbelsäule (siehe Seite 110). Es entstand in Zusammenarbeit zwischen dem Forschungspräventionszentrum (FPZ) Köln und dem finnischen Unternehmen »David-Fitness und Medical limited«. Bei dieser biomechanischen Funktionsanalyse werden die Mobilität, die iso-

Gezielt trainieren!

Ein Muskel-Aufbautraining um die Haltung zu schulen ist grundsätzlich sinnvoll; aber Sie müssen wissen, dass die Muskelkraft letztlich durch eine differenzierte Innervierung (Anregung) und Ansteuerung durch das Zentralnervensystem erzeugt wird. Der stärkste Muskel nützt zur Haltungsregelung daher nichts, wenn er nicht zielgerichtet angesteuert wird.

metrische Maximalkraft sowie die statische und die dynamische Muskelleistungsfähigkeit der einzelnen Wirbelsäulenabschnitte in den verschiedenen Ebenen gemessen.
Man erkennt frühzeitige muskuläre Dysbalancen und kann ganz gezielt ein Muskelaufbauprogramm zusammenstellen. Wichtig ist dabei, dass ein bereits gut funktionierender Beugemuskel nicht mehr gekräftigt wird, sondern eher seine Antagonisten (Gegenspieler), nämlich der dazugehörige Streckmuskel. Das System zeichnet sich dadurch aus, dass man regelmäßige Kontrolltests ansetzen kann und somit einen Gleichstand oder Fortschritt auf Anhieb erkennt.

Die Oberflächenmyographie

Die Muskelspannung lässt sich mit der Oberflächenmyographie (Muskeltonusmessung mit Oberflächenelektroden) messen. Das ist eine hervorragende Methode, um Ruhemuskeltonusmessungen zum Nachweis von Verspannungszuständen und Dysbalancen durchzuführen. In der Arbeitsmedizin werden diese Geräte schon seit Jahrzehnten dazu verwendet, um beispielsweise Ableitungen elektrischer Schultermuskelaktivitäten beim Tippen an Schreibtischen unterschiedlicher Höhe durchzuführen. So kann die optimale Tischhöhe ermittelt werden.
Das Nacken-Schulter-Arm-Syndrom ist weltweit ein riesiger Kostenverursacher. Warum wird diese Methode, die sogar den Therapiefortschritt anzeigt, nicht großflächig genutzt? Die Oberflächenmyographie ist auch als sogenanntes Myo-Feedback zur Entspannung des Nackens bei Sekretärinnen sinnvoll. Die Übende kann ihren eigenen Muskelspannungszustand optisch oder akustisch dargestellt bekommen und lernt, willkürlich ihre Muskulatur zu entspannen.

Zahlreiche Beschwerden

Die Symptome sind so vielfältig, dass man das RSI-Syndrom – zumindest in Deutschland – nicht als Berufskrankheit anerkennt. Es würde sonst auch so richtig Geld kosten. Weil es hierzulande keinen Namen dafür gibt, existiert es offiziell nicht.

Die Beschwerden: Kopf- und Nackenschmerzen, Kiefergelenksbeschwerden, Ohrendruck, Zahnschmerzen, gelegentlich auch beklemmende Herzbeschwerden, ganz ähnlich wie beim Herzinfarkt, Schulter-, Arm-, Hand- und Fingerschmerzen, Kraftschwund, Missempfindungen wie beispielsweise Kribbeln und Einschlafen der Finger, Störungen der Finger-Feinmotorik und weitere.

Offiziell nicht anerkannt: das RSI-Syndrom

Die Oberflächenmyographie eignet sich besonders gut, um beispielsweise die Muskelverspannung im Schulter- und Nackenbereich beim RSI-Syndrom (Repetitive Strain Injury Syndrom) zu diagnostizieren. Es wird weltweit unter verschiedensten Namen geführt. Vor allem Personen, die Tastaturen bedienen, leiden unter dem sogenannten Mausarm.
Er wird hervorgerufen durch statische Muskelarbeit mit ständig wiederholten, monotonen Bewegungen in ungünstiger, immer gleichbleibender Haltung. Mentaler Stress und soziale Spannungen verstärken das Syndrom. Wie Sie die Beschwerden des Mausarms weitgehend vermeiden können, lesen Sie ab Seite 88.

Die Füße tragen viel Verantwortung

Unser ganzes Körpergewicht lastet auf den relativ kleinen Füßen. Es verteilt sich vor allem auf Ferse, Außenrand und Vorderfuß. Wussten Sie, dass von den Fußsohlen aus Impulse zum Kleinhirn gesendet werden, die über Ihre Haltung und Ihre Bewegungen entscheiden? Ihre Füße bilden in der Tat das Fundament Ihrer gesamten Körperstatik. Gehen Sie daher achtsam mit ihnen um!

Hinter dem Begriff »Podo-Orthesiologie« (griechisch *podos* heißt Fuß) verbirgt sich die Betrachtung des gesamten Körpersystems mit dem Fuß als Basis der Körperstatik. Die Podologie versucht, die Ursachen bestimmter Beschwerden herauszufinden. Der Name kam vor rund 30 Jahren aus Frankreich zu uns. Er wurde von dem französischen Neurologen Professor René J. Bourdiol in Zusammenarbeit mit dem italienischen Chirurgen Dr. G. Bordolin ins Leben gerufen.

Durch Plattfüße kann es tatsächlich zu Kopfschmerzen kommen, denn Muskelketten übertragen Spannungen und auch Fehlspannungen von der Fußsohle bis zum Hinterkopf.

Bourdiol hatte erkannt, dass durch unterschiedliche Druckveränderungen an der Fußsohle Einfluss auf die Propriozeption (Eigenwahrnehmung) von Muskelketten ausgeübt werden kann, wodurch die gesamte Körperstatik und Kinetik (Mimik, Gestik und Körperhaltung) des Menschen beeinflusst werden.

Folgenreiche Störungen

Muskelketten sind Muskelgruppen, die zu gemeinsamem Handeln zusammengeschlossen sind. Dabei garantiert nur die Abstimmung aller für die jeweiligen Bewegungsabläufe erforderlichen Muskeln untereinander einen ökonomischen, reibungslosen und ästhetischen Ablauf der Bewegung. Störungen,

die auch nur einen Muskel, die dazugehörige Sehne oder einen Teil des Gelenkes betreffen, haben eine Beeinträchtigung der Muskelkette zu Folge. Daraus wiederum resultiert eine Dysbalance im muskulären Gleichgewicht (siehe Seite 50).
Da im Bereich der Muskelketten auch Gelenke liegen, werden diese im Sinne der Gliederkette ebenfalls beeinträchtigt, und deren Funktion wird nachhaltig negativ verändert. Schließlich kann eine Störung des Gesamtsystems, also des ganzen Haltungs- und Bewegungsapparats, die Folge sein.

Das Kleinhirn – Koordinator vieler Vorgänge

Impulse von der Fußsohle gelangen zum Kleinhirn, welches entscheidend an der nervösen Kontrolle von Haltung und Bewegung beteiligt ist. Das Kleinhirn ist ein nebengeordnetes Kontrollorgan für die gesamte Körpermotorik, aber auch für das Hören und andere geistige Leistungen. Vom Kleinhirn werden alle peripheren, motorischen Vorgänge – sowohl statisch als auch dynamisch – koordiniert.

Seiltänzer/innen trainieren (unbewusst) den Arbeitsspeicher im Kleinhirn besonders gut. Würden sie dies nicht tun, könnten sie ihren Beruf nicht ausüben.

Über ganz spezielle Sensoren am Fuß und im Bereich des Sprunggelenkes (Golgi-Organe, Ruffinikörperchen und andere) wird die Information über die Lage im Raum, die Druck- und Zugbelastung und deren Veränderung zum Kleinhirn geleitet. Dort werden die gesammelten Informationen aus den Sprunggelenken verarbeitet. Als Reaktion gestaltet das Kleinhirn einen Bewegungsentwurf, der in Form von Nervenimpulsen zu den Sprunggelenken, also zu den Füßen, gesendet wird, um durch diese muskelaktivierenden Impulse das Gleichgewicht im Gang und im Stand harmonisch zu regeln. Aktion und Reaktion erfolgen ohne unsere bewusste Wahrnehmung.

Propriozeptive Sohlen

Wenn wir barfuß auf einen Stein treten, wird sofort ein komplexes System in Gang gesetzt: Wir unterbrechen auf der Stelle unser bisheriges Gangbild. Unser Fuß versucht, dem Schmerz auszuweichen, und verformt sich dabei. Gleichzeitig reagieren alle Gliedma-

Gesunde (Kinder-)Füße

Wenn Kleinkinder mit dem Laufen beginnen, entwickeln sie mithilfe des Zentralnervensystems über den Kontakt der Fußsohle ihren Gleichgewichtssinn. Damit bekommen sie auch die Kontrolle über ihre Muskulatur im Kampf gegen die Schwerkraft. Ihre Füße brauchen dafür einen möglichst uneingeschränkten Bodenkontakt.

Je beweglicher und freier ein Kinderfuß ist, umso besser kann der Sprössling sein Gleichgewicht finden. Ein kleines Kind, das gerade das Laufen lernt, braucht überhaupt keinen Schuh. So werden bereits in ganz jungen Jahren die Weichen dafür gestellt, dass ein Mensch schmerzfrei ins hohe Alter kommen kann.

ßen samt Muskeln, denn sie wollen trotz dieser Störung dafür sorgen, dass wir in der Balance bleiben und nicht hinfallen. Ein Reiz am Fuß wirkt sich also tatsächlich auf den ganzen Körper aus!

Der Gießener Orthopädie-Schuhmachermeister Lothar Jahrling (siehe Seite 154) wurde von Physiotherapeuten auf das Phänomen der Propriozeption (siehe Seite 31) aufmerksam gemacht, nachdem spastische Kinder, die von ihm mit herkömmlichen Einlagen versorgt wurden, eher schlechter gehen konnten als Kinder, die ohne Einlagen herumliefen. Offensichtlich gab es noch mehr als Statik und Biomechanik, was unseren Gang beeinflussen konnte. Jahrling befasste sich deshalb intensiv mit dem autonomen sensomotorischen System (siehe Seite 31) in unserem Körper – und hatte schließlich recht großen Erfolg mit seinen ganz neuen speziellen Einlagen.

Die vierfache Wirkung propriozeptiver Einlagen

1. Stabilisierung: Über Muskelketten-Endpunkte an der Fußsohle werden aktivierende oder hemmende Reaktionen auf die Körperstatik eingeleitet. Dank aktivierender Reize für hypotone (zu niedrig tonisierte) Muskelketten und deaktivierender Reize für hypertone (zu stark angespannte) Muskeln kommt es zu einem muskulären Ausgleich in der Muskelkette.

2. Aktivierung: Durch gezieltes Plazieren von Korkstücken an bestimmten Stellen der kurzen Fußmuskulatur wird das Reflexgeschehen direkt stimuliert; dies führt zu einer Verbesserung der Fußstatik.

3. Beinlängenausgleich: Dieser erfolgt sowohl ursächlich anatomisch durch einen Längenausgleich über die gesamte Sohle als auch ursächlich funktionell durch eine Umstellung der Muskelspannung in der Lenden-Becken-Hüftregion.

4. Hebelveränderung: Minimale passive Hebelveränderung von Strukturen, an denen sich meistens Muskelursprünge und -ansätze befinden.

Wie lange sollen die Sohlen getragen werden?

Durch das Tragen der propriozeptiven Einlage wird der Bewegungsablauf verbessert und harmonisiert. Es führt zu einer kontinuierlichen Haltungsänderung. Nach sechs bis zehn Wochen Tragezeit erfolgt eine Nachkontrolle. Die Sohle sollte so lange in Ihrem Schuh liegen, bis es zu einer stabilen Fuß- und Haltungsänderung gekommen ist. Je nach Beschwerdebild und Haltungsabweichung kann das Tragen der Einlage mehrere Monate bis zu vier Jahre notwendig sein. Bei Ursachen, die nicht mehr rückgängig zu machen sind, etwa Arthrose eines Gelenks, ist eine Dauertherapie ratsam.

Fuß- und Ganganalysen

Ein Fußballer legt während eines 90-Minuten-Spiels ganze zehn Kilometer zurück. Und Ladies, die elegante, hochhackige Stilettos tragen, haben es schon gar nicht leicht – auch wenn sie selbst nicht gerade schwergewichtig sind: Eine Frau von 60 Kilogramm Körpergewicht setzt ihre Ferse einem 28-mal höheren Druck aus wie ein 2,6 Tonnen schwerer Elefant jedem seiner vier Füße. Dies beweist eine Studie von Dr. Nicola Maffulli, Professorin für Orthopädie an der englischen »Keele University School of Medicine«. Was müssen unsere Füße täglich nicht alles aushalten!

Beeindruckende Studienergebnisse

Um die große Bedeutung des menschlichen Fußes und seine enorme Leistungsfähigkeit darzustellen, trug die Wissenschaftlerin Professor Nicola Maffulli die Ergebnisse unterschiedlichster Studien zum Thema Füße zusammen:

1] **Der Fuß besteht aus** 26 Knochen, 27 Gelenken, 32 Muskeln und Sehnen, 107 Bändern und 1700 Nervenendigungen.

2] **Er verfügt über** 90 000 Schweißdrüsen zur Temperaturregulierung und zum Ausscheiden von Reststoffen.

3] **Die Achillessehne kann** etwa einem Gewicht von einer Tonne widerstehen.

4] **Während eines Tages,** an dem man viel zu Fuß unterwegs ist, tragen die Füße einer rund 70 Kilogramm schweren Person sage und schreibe 2520 Tonnen Gewicht; dies entspricht in etwa fünf ICE-Zügen.

5] **Innerhalb von drei Tagen** sind unsere Füße durchschnittlich einer Belastung des Gesamtgewichts des Eiffelturms ausgesetzt.

6] **Beim normalen Gehen** wirkt auf den Hinterfuß das Viereinhalbfache des Körpergewichts ein; beim Jogging erhöht sich dieser Wert sogar auf das Neunfache.

7] **Durchschnittlich machen wir täglich** 8 000 bis 10 000 Schritte; dies entspricht etwa acht Kilometer Fußmarsch pro Tag.

8] **Ein Mensch läuft in seinem Leben** etwa 128 747 Kilometer; dies entspricht mehr als 3000 Marathons oder drei Weltumwanderungen.

9] **Eine Frau legt beim Shopping** pro Jahr durchschnittlich 214 Kilometer zurück.

10] **Europäer im Alter zwischen 16 und 34 Jahren** verbringen jeden Tag achteinhalb Stunden in Schuhen.

11] **Wir sind zwischen 25 und 57 Prozent** unseres Lebens auf unseren Füßen.

12] **Und: Die Füße sind** die meistbeanspruchten, aber auch die am meisten vernachlässigten Teile unseres Körpers!

Analyse des Gangs – ein wichtiger Fortschritt

Mit einem gut anmodellierten Gipsabdruck, einem Blau- oder Computerabdruck konnte man bisher die statische Belastung der Füße darstellen. So war es möglich, einen Normalfuß von einem Knick-, Senk-, Spreiz-, Ballen- oder Hohlfuß zu unterscheiden. Nach diesen Vorgaben wurden dann die entsprechenden Einlagen angepasst. Aber diese Methode gab keine ausreichende Aussage über die Funktion der Füße, vor allem nicht über Fehlfunktionen sowie Fehlbelastungen und deren Auswirkungen auf die benachbarten Gelenke (Sprung-, Knie- und Hüftgelenke) oder auf Becken und Wirbelsäule.

Dank modernster Technik und spezieller Computerprogramme ist man aber inzwischen so weit, dass man die Bewegungen der Füße, der Gelenke und der Wirbelsäule zu analysieren vermag. Messbare Daten und Größen wie z.B. die Bodenreaktionskräfte eines Fußdruckmesssystems oder die Winkelgeschwindigkeiten von Gelenken eröffnen ungeahnte Möglichkeiten, um die Bewegungsabläufe der Wirbelsäule, der Glieder und Gelenke durch Training oder durch mechanische Maßnahmen (Schuhzurichtungen) zu korrigieren und zu verbessern.

Das Gangbild jedes Menschen ist individuell unterschiedlich. Es wird von seinen körperlichen Gegebenheiten und Verhaltensweisen entscheidend geprägt.

Großer Vorteil für Leistungssportler und Kinder

Die rasante Entwicklung dieser Untersuchungsmethoden resultiert aus dem Leistungssport, wo bekanntermaßen das Letzte aus dem Körper herausgeholt wird. Besonders nach Verletzungen sind oft Korrekturen des durch den Schaden veränderten Bewegungsmusters erforderlich, um schnellstmöglich zur gewohnten Leistung zurückkehren zu können.

Doch nicht nur für Leistungssportler sind solche Untersuchungen sehr sinnvoll. Gerade für Kinder und Jugendliche sollten diese Möglichkeiten der Analyse genutzt werden, um so früh wie möglich falsche, gestörte Bewegungsmuster der Füße, Gelenke und Wirbelsäule zu erkennen. In Zusammenarbeit mit dem Arzt, dem Physiotherapeuten und – falls erforderlich – dem Orthopädietechniker kann man dann rechtzeitig die notwendigen Veränderungen und Behandlungsmaßnahmen einleiten.

Den Gang besser verstehen

Im Prinzip sind die durch eine Ganganalyse hinzugewonnenen Erkenntnisse in jedem Alter sinnvoll. Einen großen Gewinn bringen sie vor allem für die krankengymnastische Arbeit. Denn wenn der Physiotherapeut die Ursachen der Beschwerden präzise erkennt, kann er noch effektiver helfen.

Schließlich wollen wir und unsere Kinder viele Lebensjahre gut zu Fuß sein, unsere Gelenke optimal be- und entlasten sowie Kreuzschmerzen und andere Rückenprobleme vermeiden. Unser Ziel heißt daher: Schmerzfrei bis ins hohe Alter.

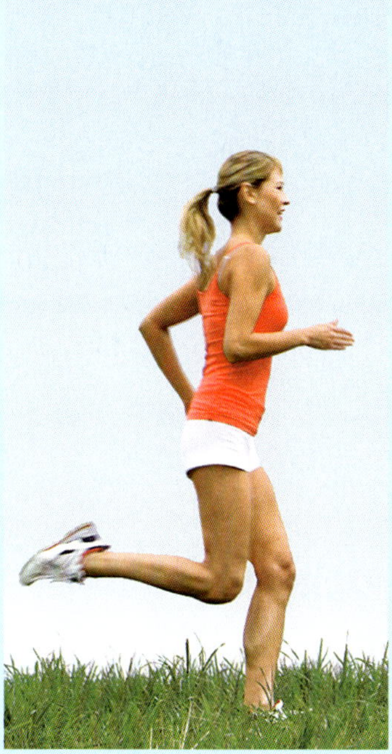

Anfersen des Beins

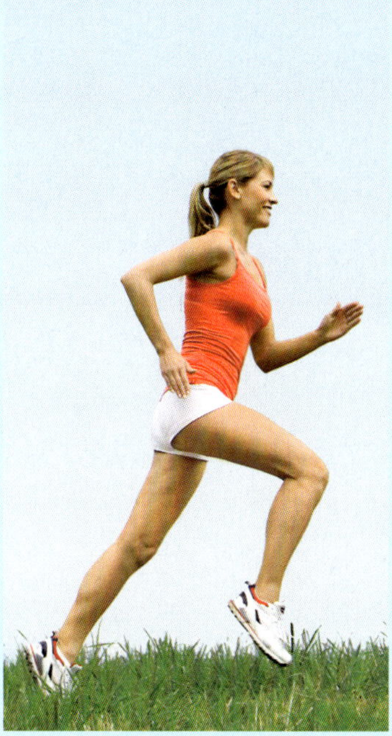

Aufrechter Oberkörper

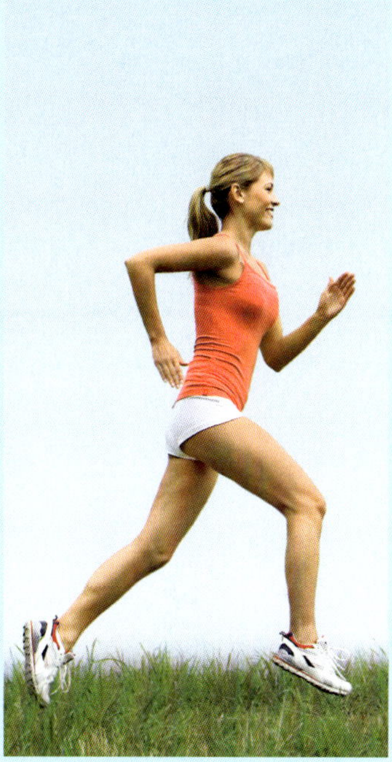

Ziehendes Laufen

Die Laufleistung steigern

Eine Lauf- oder Ganganalyse ist nicht nur sinnvoll, um Beschwerden vorzubeugen oder zu lindern, sondern auch um die Laufleistung zu steigern. Dabei sind sowohl das Abrollverhalten des Fußes wie auch die Funktion der Sprung- und Kniegelenke wichtig. Sie üben einen entscheidenden Einfluss auf den Laufstil aus. Sportwissenschaftler können jede einzelne Phase der Bewegung mittels Videoanalyse untersuchen und den Sporttreibenden so dazu verhelfen, dass ihr Laufstil höchst effizient und ökonomisch wird.

Ihr Oberkörper sollte beim Laufen aufrecht sein; dies erleichtert und verbessert Ihre Atmung. Sie atmen tief in den Bauch hinein und wieder aus, passen den Atemvorgang dem Rhythmus Ihrer Schritte an. Ihre Arme bewegen sich dabei rhythmisch gegengleich zu den Beinen vor und zurück. So unterstützen Ihre Armbewegungen das Laufen und geben Ihrem Körper gleichzeitig Stabilität.

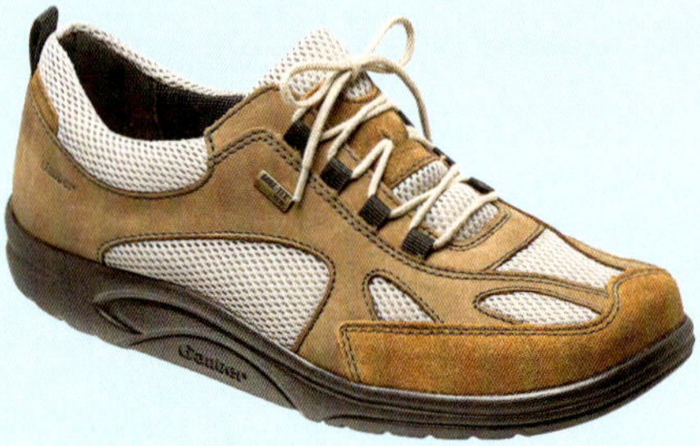

Schuhe erst testen

Bevor Sie sich einen Gesundheitsschuh zulegen, sollten Sie ihn auf jeden Fall gut prüfen. Lassen Sie sich im Fachgeschäft von einem versierten Verkäufer ausgiebig beraten und fragen Sie ihn auch, ob Sie eventuell ein Paar Testschuhe bekommen können.

Sind Gesundheitsschuhe wirklich gesund?

Erst durch den Freizeit- und Leistungssport wurde die große Wichtigkeit der Füße wiederentdeckt. Die Schuhentwicklungen der Neuzeit erfordern umfassende wissenschaftliche Untersuchungen. Die durch Gang- und Laufanalysen neu hinzugewonnenen wissenschaftlichen Erkenntnisse zeigen bereits positive Auswirkungen auf die Gestaltung von Schuhen, die in Alltag, Freizeit und Sport getragen werden.
Welches Schuhwerk ist denn nun wirklich gesund? Wir stellen Ihnen hier drei Schuhe vor, die damit beworben werden, dass sie die Fußgesundheit und vor allem die Haltung verbessern.

Simuliert das Barfußlaufen:

Der »Nikefree« gewährt dem Fuß uneingeschränkte Flexibilität und viel Bewegungsfreiheit, heißt es. Der Schuh ist so konstruiert, dass er das Barfußlaufen nachempfindet. Dadurch braucht der Fuß mehr Kraft, seine Muskulatur wird gestärkt.
Nach Untersuchungsergebnissen von Professor Gert-Peter Brüggemann vom »Institut für Biomechanik« an der Deutschen Sporthochschule Köln erhöhen sich durch ein Training mit dem »Nikefree«-Schuh tatsächlich die Flexibilität der Fußgelenke und der Kraftzuwachs der Stabilisationsmuskulatur.

Vorteile für den Bewegungsapparat

Der Schweizer Ingenieur Kar Müller erfand die »Masai BarfussTechnologie«, weil er selbst unter Rückenschmerzen litt. Kennzeichnend für dem »MBT«-Schuh ist die in Laufrichtung abgerundete Sohle mit einem eingefügten Fersenweichteil. Dem Schuh wird zugesprochen, dass er die Fußmuskulatur kräftigen und sich positiv auf Wirbelsäule und Gelenke auswirken soll.

Die Hersteller von Gesundheitsschuhen wollen das Barfußlaufen imitieren. Dies soll die Fußmuskulatur stärken und den Rücken kräftigen.

Die »Masai BarfussTechnologie«, so bestätigen wissenschaftliche Untersuchungen, erzeugt in der Kinematik (Erforschung der menschlichen Bewegung), in der Kinetik (Kausalanalyse der Bewegung) und im EMG (Elektromyogramm) Veränderungen am Menschen, die darauf schließen lassen, dass sich diese Effekte vorteilhaft auf den Stütz-

und Bewegungsapparat auswirken. Allerdings müssen weitere Studien folgen, um herauszufinden, welche Auswirkungen die Schuhkreation »MBT« auf die Muskelkraft und auf die Stabilität bei der Bewegung hat. Zudem muss der Schuh noch auf eine Verminderung von Verletzungsgefahren hin untersucht werden.
Wer sich für die »Masai BarfussTechnologie« entscheidet, muss wissen, dass eine gründliche Einweisung in das Gehen mit diesem Schuh erforderlich ist. Es besteht zusätzlich die Möglichkeit, ihn erst einmal auf Probe zu tragen, bevor man sich zum Kauf entschließt, um sicherzugehen, dass man den Schuh auch wirklich verträgt.
Übrigens: Laut einer Studie aus den USA soll der MBT-Schuh eine positive Wirkung auf Cellulitis haben. Beim Tragen des Schuhs ist man ständig in Bewegung. So werden Po und Oberschenkel trainiert.

Entlastung und Training für den Körper:

Auch der »Ganter Aktiv« mit seiner speziellen Abrollsohle und einer inneren Dämpfungsmatte will die positive Wirkung des Barfußlaufens auf weichem Untergrund nachahmen. Der Schuh soll die Muskulatur stärken, Verspannungen lösen, Cellulite und Krampfadern vorbeugen, Kreislauf und Stoffwechsel anregen, Rückenschmerzen verschwinden lassen und vieles mehr.
Vom privaten »Institut für angewandte Biomechanik« in Tübingen wird bestätigt, dass beim Laufen mit dem »Ganter Aktiv« das Gangbild harmonisch und nicht ermüdend sei und das Dämpfungsverhalten als ausreichend erachtet werde. Eine Anpassung an die starke Mittelfußrolle gelänge dem Fuß relativ schnell und werde als angenehm empfunden. Weitere Untersuchungen folgen.

Die Schuhe tagsüber öfter mal wechseln

Ein Einkaufsbummel durch Sportgeschäfte vermittelt uns angesichts der futuristisch gestalteten Walking-, Running-, Jumping- und Climbing-Schuhe den Eindruck, dass Gehen, Laufen, Hüpfen und Klettern soeben neu erfunden worden seien. Die zielgruppengesteuerte, sehr fortschrittliche Schuhentwicklung steckt auch wahrlich nicht mehr in den Kinderschuhen, aber fitte, kräftige Füße bekommt man trotz aller Bemühungen dadurch nicht!

Gesunde Füße mit widerstandsfähiger Haut, kräftigen Muskeln, stabilen Knochen und flexiblen Gelenken erhalten Sie nach wie vor nämlich nur durch ein natürliches Training in freier Natur. Laufen Sie daher so oft und so lange wie möglich barfuß. Der bekleidende Schuh kann selbstverständlich sportartspezifische Vorteile bringen, sofern nicht noch Rollen oder Kufen darunter montiert werden.

Für den Alltag gilt auf jeden Fall die alte Weisheit, dass man öfter die Schuhe wechseln sollte. Man kann zeitweise auch Trainingsschuhe ganz bewusst einsetzen, um die eigenen Füße nicht vollends in Vergessenheit geraten zu lassen.

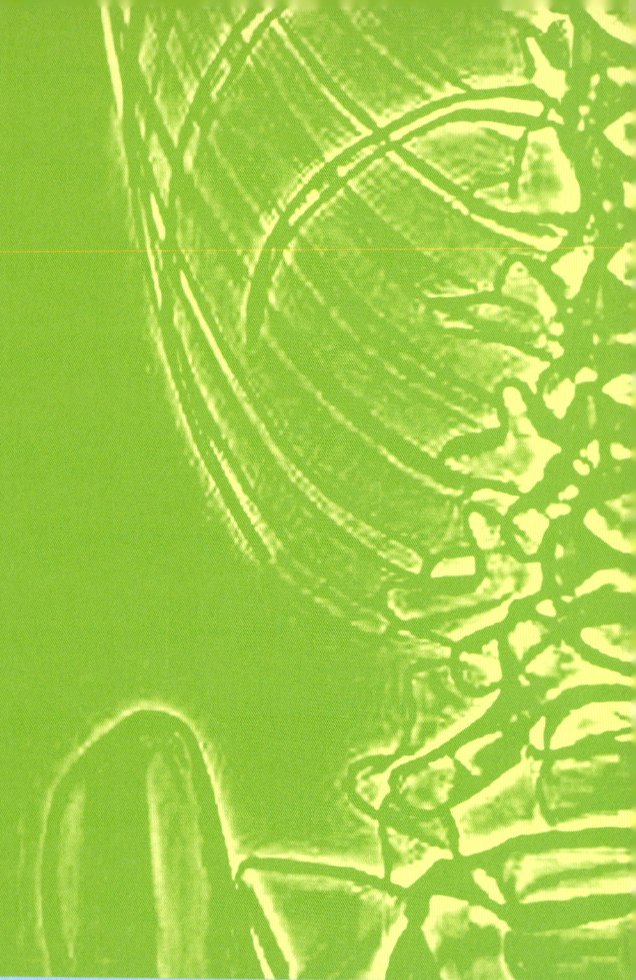

4] Jeder ist sein eigener Bildhauer

Das optimale Rückenmanagement für Körper und Kopf

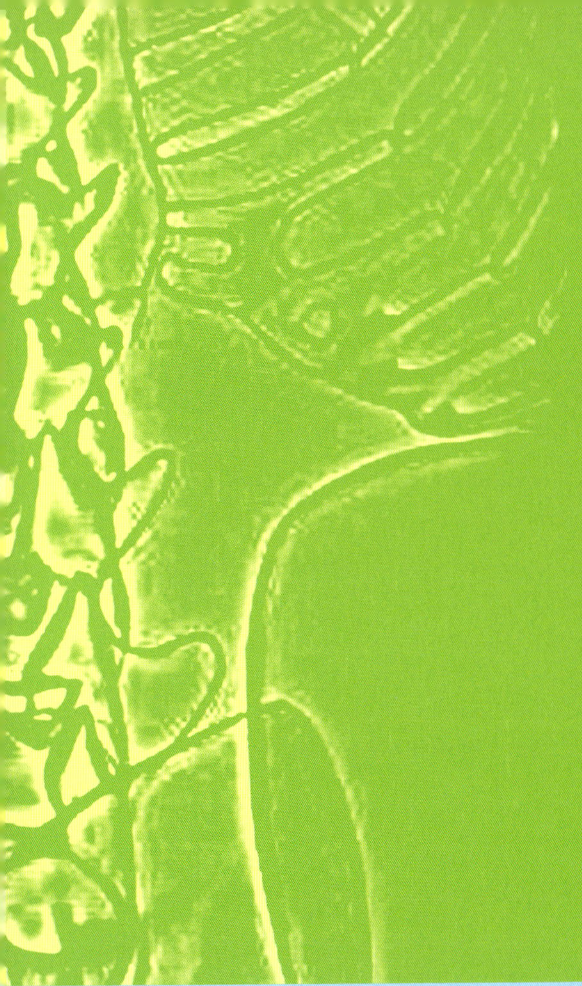

Jeder ist ein Stück weit für seine Gesundheit selbst verantwortlich. Wenn Sie bis ins hohe Alter schmerzfrei bleiben wollen, müssen Sie Risiken wie beispielsweise eine falsche Haltung vermeiden. Dies gelingt Ihnen, indem Sie Ihre Freizeit, Ihr Arbeitsfeld sowie Ihr tägliches Verhalten bewusst rückenfreundlich gestalten. Wie so oft im Leben gilt auch hier der bewährte Spruch: »Der Weg ist das Ziel!«

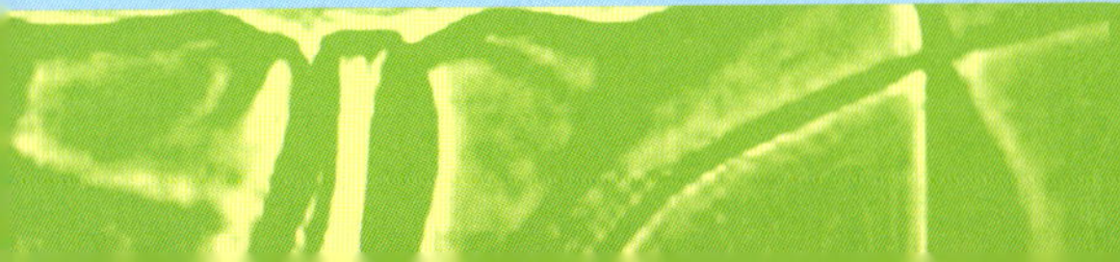

Die besten Tipps für einen gesunden Rücken

Wer könnte das Thema dieses Kapitels wohl besser darstellen als Künstler? Gemeint sind hier nicht nur die Bildhauer und Maler, sondern auch die Karikaturisten. Im Extremfall – zumindest sieht es ein Karikaturist so – würde ein Mensch ohne Wirbelsäule aussehen wie ein Häufchen Elend. Muskeln, Sehnen und Bänder würden das klapprige Knochengestell nur mühsam zusammenhalten.

Eitelkeit ist erlaubt

Wie fühlen Sie sich eigentlich und wie wollen Sie sich der Welt präsentieren? Wie Adonis, das männliche Sinnbild für gutes Aussehen in der griechischen Mythologie? Oder wie Aphrodite, die Göttin der Schönheit und Liebe? Oder kommen Sie eher daher wie Udo Lindenberg, nämlich demonstrativ lässig und schlapp?
Betrachten Sie sich im Spiegel. Er ist nämlich der beste und einfachste Therapeut Ihrer Haltung (siehe Seite 66). Werden Sie sich einmal Ihrer Haltung bewusst, schauen Sie ruhig genau hin. Akzeptieren Sie, wie Sie aussehen, aber bleiben Sie auch selbstkritisch und fragen Sie sich: »Kann ich da nicht noch etwas verbessern?«

Aufrecht wie eine Marionette

Eine gute Haltung haben Sie dann, wenn Sie an einem virtuell an Ihrer Schädelmitte fixierten Faden, von unsichtbarer Hand geführt, hochgehalten werden. Der englische Ausdruck »popet on the string« drückt diesen Zustand wesentlich dezenter aus als das deutsche Wort Marionette.

Wenn Sie wie eine Marionette, an einem unsichtbaren Faden gehalten, durchs Leben gehen, haben Sie die optimale Haltung.

In dieser aufrechten Haltung größtenteils zu gehen, zu stehen und zu sitzen ist gesund. Natürlich bedeutet dies nicht, dass Sie starr aufgerichtet sind, egal wie Sie sich bewegen, sondern Sie sollten stets um dieses vorgegebene Lot herum pendeln. Eine falsche Haltung über längere Zeit macht eines Tages krank, weil sie zu muskulären Dysbalancen führt und die Bänder überlastet, in denen man ohne Muskelfunktion einfach nur hängt. Eine klassische Haltungsinsuffizienz zeigt sich beispielsweise bei Osteoporose (siehe Seite 49), bei der sich nach einiger Zeit krankhafte und krank machende Haltungsmuster entwickeln:

- verstärkte Beckenkippung
- vermehrte Sattelung der Lendenwirbelsäule
- stärkere Rundrückenbildung der Brustwirbelsäule

Kommen Sie immer wieder ins Gleichgewicht

Haltungsschulung heißt vor allem Förderung der Gleichgewichtsfähigkeit. Das Spiel mit der Balance, mit dem Ausgleich der Schwerpunktsveränderungen, bedeutet einen reaktiven Umgang mit der Schwerkraft.

Je besser Sie Ihren Gleichgewichtssinn trainieren, desto sicherer stehen Sie im Leben.

Eine Verfeinerung der Bewegungssteuerung durch Training bringt den Vorteil, dass optimierte Bewegungsmuster im Erfahrungsspeicher abgelegt und bei ähnlichen Situationen automatisch (ohne Denkprozesse) abgerufen werden können. Sie werden geschickter und ausdauernder, auch bei Ihren sitzenden Arbeitshaltungen, und Sie erzielen mit diesen Bewegungsreizen eine vorbeugende Wirkung auf den drohenden Haltungszerfall. Geeignete Übungen finden Sie ab Seite 32.

Werden Sie überflüssige Pfunde los

Durch Korpulenz wird der Körperschwerpunkt verlagert. Bei nach vorne verlagertem Schwerpunkt müssen die Rückenstreckmuskeln mehr Leistung erbringen und eine größere Kraft aufwenden, um den Körper aufrecht zu halten. Die Wirbelgelenke und Bandscheiben werden stärker beansprucht und belastet. Vor allem in späteren Jahren führt das zu Abnutzungserscheinungen und bringt dann möglicherweise massive Beschwerden mit sich.
Ändern Sie Ihre Ernährungsweise, falls Sie täglich viel fette, zuckerhaltige und denaturierte Nahrung zu sich nehmen. Steigen Sie ab sofort um auf eine natürliche, ausgewogene Kost mit reichlich frischem Obst und Gemüse, mit magerem Fleisch, fettarmen Milchprodukten, kaltgepressten Ölen und möglichst naturbelassenen Nahrungsmitteln wie Vollkornnudeln, Vollkornbrot sowie Naturreis.

Auf dem Boden bleiben

Erdung ist ein Ausdruck unseres Lebens auf diesem Planeten. Wir kommen in einem Körper auf diese Welt und schlagen hier, auf der Erde, Wurzeln. Das liegt nun mal in unserer Natur.
Jedes Lebewesen braucht seine Wurzeln, um sich zu nähren und dadurch physisch existieren zu können. Am anderen Ende, dort wo das Licht ist, die Sonne, wachsen bei den Pflanzen Zweige, Blätter und Blüten, bei uns Menschen sind es die sozialen Beziehungen, die dem Dasein Wärme, Geborgenheit und einen Sinn geben. All das, die Wurzeln wie auch die Zweige und Blätter, wollen täglich gepflegt werden.

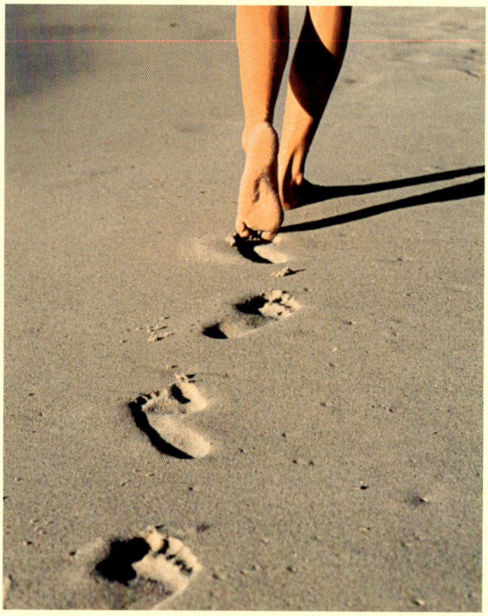

Schritt für Schritt zurück zur Natur

Stabilität ist sehr wichtig bei der menschlichen Fortbewegung: für das Kleinkind, damit es das Laufen lernt, für den Sportler, um seine Leistungen zu verbessern, für ältere Menschen, damit sie so lange wie möglich mobil bleiben. Gute Schuhe sollten deshalb einen stabilen Stand und kontrollierte Bewegungen garantieren.

Inzwischen weiß man, dass passive Stützen nicht nur Halt geben, sondern dass sie als unangenehme Nebenwirkung Muskeln schwinden und Gelenke unbeweglicher werden lassen. Nicht zuletzt wird die Propriozeption (siehe Seite 31), die Tiefensensibilität, quasi eingeschläfert. Gehen Sie daher Schritt für Schritt zurück zur Natur. Laufen Sie viel barfuß und tragen Sie gesunde Schuhe.

Unsere Böden – hart und unnachgiebig

Die Böden, auf denen wir heutzutage Wurzeln schlagen wollen, sind meist hart und undurchlässig. Sie sind asphaltiert, gepflastert, betoniert und hübsch marmoriert. Sie sind schön anzusehen, pflegeleicht und fußwarm, aber flach und unnachgiebig. Wenn wir auf diesen Böden laufen, verkümmern unsere Fußmuskeln, und die Form unserer Füße verändert sich. Die Wurzel allen Übels, aller falsch programmierten Bewegungs- und Haltungsmuster, liegt in unseren Füßen, gemäß dem Slogan »Mit Plattfuß zum Kopfschmerz in die Zukunft«.

Um fest mit dem Boden verwurzelt zu sein, bedarf es der weichen, wasserdurchlässigen Erde. Dies kommt auch der Fußgesundheit zugute.

Trainieren Sie Ihre Füße und Ihre Fußmuskulatur daher regelmäßig auf unebenem Gelände in flexiblen Schuhen. Marschieren Sie dabei auf weichen Böden, z. B. im Wald, wo Ihre Füße belastet und gefordert werden. Auch das Barfußlaufen auf einem lockeren Untergrund, beispielsweise am Sandstrand, ist sehr empfehlenswert.

Moderne Schuhe trainieren die Muskulatur

Entgegen der konservativen Vorstellung, wie ein Schuh auszusehen hat, gibt es inzwischen genügend Erfahrungswerte, die bestätigen, dass gerade unkonventionelle Schuhe, die auf Natürlichkeit setzen, der Körperhaltung mehr Stabilität verleihen. Solches Schuhwerk zielt durch die Konstruktion von instabilen Momenten im Sprunggelenkbereich auf reflektorisch bedingte Muskelstärkung. Durch die neue Reizwelle, ausgehend von den Fuß- und Sprunggelenksrezeptoren, wird das sensomotorische System (siehe Seite 31) der Muskelketten an den Beinen und am Rumpf bis hin zum Kopf aktiviert und sogar trainiert.

Leider werden die Füße oft extrem vernachlässigt. Das sollten Sie ab sofort ändern!

Nach ersten wissenschaftlichen Untersuchungen der neuzeitlichen Schuhe (siehe Seite 80) kann zumindest beobachtet werden, dass die Aktivierung des sensomotorischen Systems hervorragende Bedingungen für ein gezieltes Muskeltraining schafft. Eine Kombination beider Trainingsmethoden, also des Muskelaufbautrainings auf der Basis des sensomotorischen Trainings, wird empfohlen, nachdem man zuallererst das sensomotorische Training vorbereitet hatte.

Wie man sich bettet ...

Wer nachts gut schlafen will, muss auch richtig liegen. Die Wirbelsäule soll in Rücken- und Seitenlage so plaziert sein, wie es ihrer Eigenform entspricht. Bewegungen im Liegen während des Schlafens müssen unterstützt und gefördert werden. Vermeiden Sie vor allem eine zu weiche Matratze, die eine sehr ausgeprägte Einsinktiefe begünstigt. Die Unterlage soll sich individuell an jede Körperform, auch an eine pathologische (krankhafte) Körperkontur, wie etwa eine Skoliose (Wirbelsäulenverkrümmung), anpassen können. Bei der Härte der Unterlage sollen Ihr Körpergewicht und Ihre Größe Beachtung finden. Ob Sie nun auf der Seite liegen oder auf dem Rücken, immer müssen die Schulterzone (Oberarme und Schultern) sowie der Beckenbereich entlastet werden. Auch der Lendenbereich benötigt eine möglichst gute Unterstützung.

Nicht nur auf die Matratze kommt es an

Auf dem Markt werden Unterfederungen in erstaunlicher technischer Vielfalt angeboten. Da gibt es beispielsweise Torsionsfedern, Federungsbrücken, Lattenroste aus verschiedenen Materialien und vieles mehr. Wichtig ist, dass die Unterfederung harmonisch auf die Matratze abgestimmt ist.

Wenn dann noch durch die Matratze eine gleichmäßige Temperaturverteilung, eine ausreichende Entlastung der Fersen, des Steißbeins, der Ellenbogen und Schultern erreicht wird und der Körper gleichmäßig eingefedert ist, darf man mit einem optimalen Schlafkomfort rechnen. Am besten lassen Sie sich beim Bett- und Matratzenkauf in einem guten Fachgeschäft ausführlich beraten. Nehmen Sie sich Zeit dafür und probieren Sie selbst aus, wie Sie gut liegen. Scheuen Sie außerdem keine Kosten, denn eine etwas höhere Investition für eine gesunde, entspannende Nachtruhe lohnt sich auf jeden Fall!

Das richtige Maß finden: Spannung und Entspannung

Über die Arbeitslandschaft Büro zerbrechen sich viele den Kopf. Die Firmen wollen optimale Bürostühle und Schreibtische herstellen, bequeme Tastaturen und leicht verständliche Software. Es gibt also Innovationen ohne Ende. Um eine rückenfreundliche Bodengestaltung oder darum, dass auch im Büroalltag ein bisschen Bewegung wahre Wunder bewirken kann, kümmert sich jedoch niemand.

Man könnte annehmen, dass die gesetzlichen Vorgaben für die Bildschirm- und Büroarbeitsplätze so weit ausgeklügelt und erfasst sind, dass im Prinzip niemand mehr krank werden dürfte.

Mir ist klar, dass man eine Änderung der heutigen Bürosituation nur auf einem Weg erreichen kann: Ergonomie an den Vorschriften vorbei – zurück zur Natur.

Die Anforderungen an die Gestaltung von Bildschirm- und Büroarbeitsplätzen umfassen Vorgaben zur Gestaltung des Bildschirms, der Tastatur, des Arbeitstisches, des Bürostuhls, des Vorlagenhalters, der Fußstütze, des Bürocontainers, der elektrischen Installation in Büromöbeln, des Platzbedarfs, des Lärms und vielem mehr.

Dennoch zeigen die Statistiken der Berufsgenossenschaften sowie der Betriebskrankenkassen, dass es zahlreiche Risiken und Nebenwirkungen am Büro- und Bildschirmarbeitsplatz gibt. Für Beweglichkeit wird bei aller Regelungswut wenig Platz eingeräumt. Der Arbeitnehmer bekommt lediglich eine Verstellmöglichkeit des Arbeitstisches von der sitzenden zur stehenden Haltung angeboten.

Das bewegte Büro

Diese Art von Büro wird den Erfordernissen der modernen und damit gesünderen Bürogestaltung nicht mehr gerecht. Wir brauchen wesentlich mehr Bewegung, um die im Büro herrschende körperliche Inaktivität zu kompensieren! Moderne Tendenzen gehen dahin, die Büros so zu gestalten, dass durch die Positionierung einzelner Tätigkeitsbereiche Bewegung ins Arbeitsleben kommt, jedoch ohne dass eine aktive Entscheidung zur Bewegung erforderlich wird. Das Büro soll wieder Kommunikationsraum, Raum für Begegnungen werden; durch die Begegnungen werden sich Grundsympathien entwickeln – oder auch nicht; es werden Ideen geschaffen, und der Körper bekommt mehr von dem wunderbaren Lebenselixier Bewegung angeboten.

Nutzen Sie die Chance, regelmäßig in Ihrem bewegten Büro aus der Balance zu geraten, um seelisch wie auch körperlich schließlich immer besser ins Gleichgewicht zu kommen.

Auch wenn bislang die Schwelle zu mehr Bewegung durch verlockende kleinere Übungsgeräte in den Büros noch nicht überschritten werden kann, so wäre dies doch zumindest zu Hause im »office at home« durchaus umsetzbar.

Das aktive Büro – eine gesunde Alternative

Wahrscheinlich konnten Sie sich vor kurzer Zeit noch kaum vorstellen, in Ihrem Büro mit hinter dem Kopf verschränkten Armen, lässig in der Rückenlehne hängend, auf einer wackeligen, schwingenden Sitzfläche plaziert zu arbeiten. Ebenso wenig werden Sie möglicherweise das von mir präsentierte aktive Büro akzeptieren wollen, das Sie jetzt gleich kennenlernen.

Auch wenn Ihnen meine Vorschläge wie eine überzogene Provokation vorkommen, sollten Sie doch bedenken, dass jede noch so geringe Bewegung Ihr Leben und Ihre Gesundheit bereichern kann – und zwar gratis. Mehr Bewegung schafft mehr Freude und eine bessere Kommunikation. Der kommunikative Austausch wiederum bringt neue Ideen, er belebt die Kreativität. Diese entsteht jedoch nur, wenn Sie sich aus Ihren alten Bahnen werfen lassen, das Althergebrachte über Bord werfen, damit Neues Platz hat und Sie eine wesentlich stabilere Balance finden.

An der Anmeldung: erste Trainingseinheit

Wie oft begegne ich Menschen an der Rezeption, die ungeduldig von einem Fuß auf den anderen treten, weil sie das Warten kaum aushalten. Nutzen Sie diese Bewegungsbereitschaft doch, und lassen Sie die Personen auf dem «Balance pad» oder auch auf der »Balance area« treten. Die Oberfläche besteht aus einem geschlossen-zelligen,

Kleine Fortschritte

»Gut Ding will Weile haben«, heißt das alte Sprichwort, das auch auf die Mobilität im Büro zutrifft: Unter dynamischem Sitzen verstand man noch vor 15 Jahren, dass sich lediglich die Rückenstütze in einer Achse bewegen ließ. Heute bietet ein moderner Bürostuhl immerhin alle Möglichkeiten der Beweglichkeit – allerdings nur, wenn man sie zu nutzen weiß.

superweichen Spezialschaumstoff, der weder Schmutz noch Feuchtigkeit aufnimmt. Sie ist sehr strapazierfähig, hautsympathisch und hygienisch.
Pad und Balancematte sind Trainingsgeräte zur Schulung der Koordination, der Reaktion und des Gleichgewichts. Der Schwabbeleffekt hat eine stabilisierende Wirkung. Die Rezeptoren werden intensiv stimuliert und die propriozeptive Leistungsfähigkeit wird gefördert. Wenn dazu noch beispielsweise das Video »Balance Motion« zu sehen ist, wird das Warten zu einer wirkungsvollen Trainingseinheit.

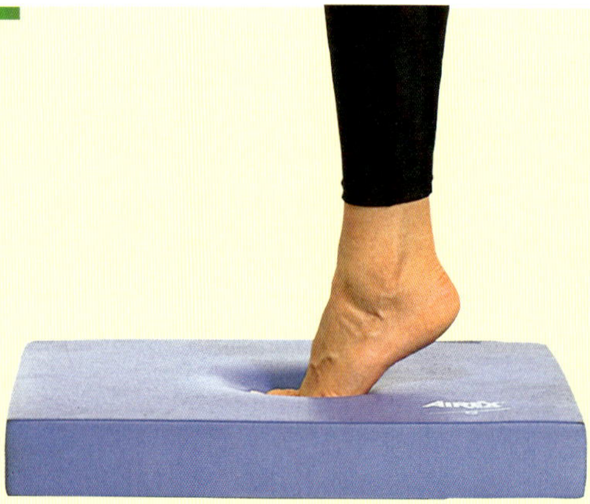

Gleichgewichtsschulung

Mit diesem einfachen, strapazierfähigen Gymnastikgerät bringen Sie Körper und Geist in Harmonie, und das Warten wird nicht mehr zur Geduldsprobe, sondern zu einem gesunden Vergnügen. Dank dem Balance-Pad verbessern Sie nicht nur Koordination, Reaktion und Gleichgewichtssinn, sondern auch die Motorik, die Kraft und die Kondition.

Der Büroflur: geeignet für Balanceübungen

Vielleicht wollen Sie vom Maler eine großzügig geschwungene weiße oder bunte Linie auf den Flurboden malen lassen? Jeder, der durch den Flur geht, kann auf der Linie balancieren – oder es natürlich auch sein lassen. Noch etwas schwieriger ist es, auf einem entsprechend der Linie ausgelegten Balancetau zu laufen.

Nutzen Sie auf dem Weg durch die Bürogänge afrikanisches Know-how: Tragen Sie Akten, Bücher oder ähnliche Dinge auf dem Kopf.

Liegen zwischen den beiden Schwingungen der aufgemalten Linie Balance-Halbkugeln am Boden, wie Steine im Bach, so können Sie und Ihre Mitarbeiter streckenweise im lockeren Sprungschritt, über die Linie hinweg wechselnd, auf die Bachsteine springen.
Bei längeren Fluren eignen sich zur Wiedergewinnung und Erhaltung der Balance das Einzelpedalo oder auch ein Einrad – je nach Länge der Strecke. Zumindest das Einrad wäre nicht so ungewöhnlich, denn auch auf Flughäfen kann man längere Wege mitunter mit dem Fahrrad zurücklegen.

Klettern statt schlendern: die Boulder-Wand

Bei sehr viel Wandfläche entlang der Flure und bei starkem Leistungswillen sowie genügend Selbstbewusstsein installieren Sie anstelle von Bildern eine sogenannte Boulder-Wand. »Bouldern« ist eine Disziplin des Sportkletterns. Der Name rührt vom Klettern an Geröll oder Findlingsblöcken (das englische Wort *boulder* heißt Felsblock) her. Die maximale Tritthöhe an der Kletterwand liegt bei zwei Metern, was gefahrloses Klettern ohne Seilsicherung quer an der Wand entlang ermöglicht. Mit einem speziellen Klettergriff-Set können Sie Ihre Boulder-Wand individuell gestalten. Es enthält 18 Klettergriffe mit entsprechendem Befestigungsmaterial für Betonwände.

Klettern ist hervorragend geeignet für die gezielte Förderung von Kraft, Koordination, Gleichgewichtssinn und Selbstvertrauen. Sogar Schulen haben das Klettern über die Versuchsphase hinaus erfolgreich in den Sportunterricht integriert. Ich empfehle, einzelne Griffkombinationen mit Symbolen oder Wortflaggen zu versehen, damit jeder ein persönliches Leistungsziel verfolgen kann, das er dann nach Lust und Laune steigert.

Gesunde Büroräume: Bewegung erwünscht

Das bewegte Büro soll so gestaltet sein, dass es zwischendurch immer wieder zu aktiver Bewegung verleitet, ohne dass man sich dazu zwingen oder überwinden muss. Das ist das Geheimrezept dafür, dass Sie ganz automatisch Lust auf ein bisschen Bewegung haben.

Übrigens: Persönliche Kontakte zu den Kolleginnen und Kollegen sind wesentlich bereichernder und kreativer als ein interner E-Mail-Austausch.

Vor einigen Jahren noch standen überall Männer mit Stoppuhren herum, welche die vergeudete Zeit gemessen haben, die man durch Ortswechsel innerhalb des Büros verlor. Jedoch sind diese heute nicht nur ein Trend, sondern ein absolutes Muss, um Bewegungsmöglichkeiten zu schaffen. Bewegung steigert die Motivation zur Arbeit, sie verbessert die Leistungsfähigkeit und fördert die Kommunikation unter den Mitarbeitern.

Sportliche Pausen erhöhen die Leistungskraft

Das Sitzen stellte ursprünglich nur eine vorübergehende Ruheposition dar. Heute ist es in den Büros nur scheinbar eine unumgängliche Notwendigkeit. Während man früher glaubte, im Sitzen nicht arbeiten zu können, ist inzwischen die Erlaubnis, aufstehen zu dürfen, leider fast zum Privileg geworden. Die Folgen: Der Körper des Büromenschen gerät aus dem Gleichgewicht. Daher braucht er mehr Pausen, in denen er aktiv sein und sich bewegen darf.

Bewegung erhöht das Herzminutenvolumen, das wiederum die Gehirndurchblutung verbessert. Ein modernes Büro sollte deshalb Raum bieten für spielerisch umsetzbare Bewegungsanregungen und -angebote.

Schließlich muss auch der erwachsene »Homo ludens« (der spielerisch veranlagte Mensch) zwischendurch immer wieder sein Gehirn abschalten, um neue Energie zu tanken. Denn im Gegensatz zum Computer, der unermüdlich denken kann, braucht das menschliche Gehirn regelmäßig Pausen, damit es in der Lage ist, sein ganzes intellektuelles Potenzial voll auszuschöpfen. Die folgenden Geräte sollen Gesundheit, aber auch ein bisschen Spaß und Abwechslung in Ihren Büroalltag bringen:

Das Minitrampolin

Das Trimilin ist eine runde Sache mit großer Wirkung. Sie können es leicht in Ihr Mobiliar integrieren, wenn Sie es nach dem Ge-

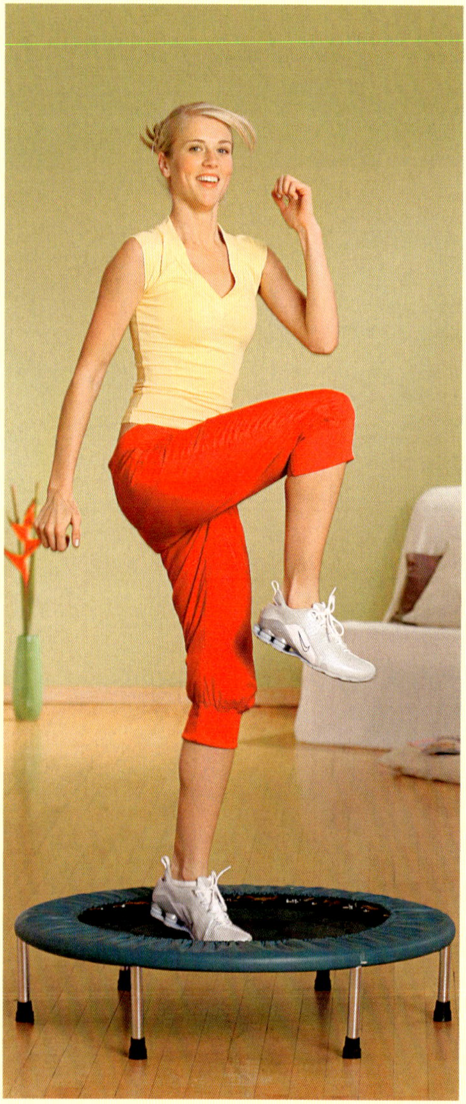

Heben Sie ab und werden Sie dabei gesund, schlank und noch fitter. Auf dem Minitrampolin spüren Sie die Leichtigkeit des Seins. Gleichzeitig trainieren Sie sämtliche Muskeln und verbessern Ihre Kondition. Außerdem bringt das Gerät jede Menge Spaß. Sogar einfache Sprünge werden zu einem ganz besonderen Bewegungserlebnis.

brauch, hochkant aufgestellt, in einer Ecke verstauen. Auf dem »Rebounder« – so wird das Gerät im Englischen genannt – springen Sie auf und ab. Wie das genau geht, lesen Sie auf der nächsten Seite. Dabei trainieren Sie nicht nur Herz und Kreislauf, sondern auch die Lungentätigkeit, das Lymphsystem, die Muskeln, die Koordination und den Gleichgewichtssinn.
Damit das Trimilieren auch einen wirklichen Trainingseffekt zeigt, sollten Sie es jeweils mindestens zwölf Minuten lang durchhalten. Am besten richten Sie sich nach Ihrer eigenen Herzfrequenz: Der maximale Puls darf eine Schlagfrequenz von 220 minus Lebensalter nicht überschreiten. Die Pulsfrequenz, bei der Sie trainieren, liegt optimalerweise zwischen 60 und 75 Prozent Ihres Maximalwertes, vorausgesetzt, Sie sind wirklich herzgesund.

Tipp: Wenn das Hüpfen auch noch von schwungvoller Musik begleitet wird, bringt es doppelt so viel Spaß und Entspannung.

Das Mini-Schaukelbrett

Damit Ihr Büro nicht gleich nach Turnsaal aussieht, beginnen Sie Ihr Bewegungstraining vielleicht auf zwei Mini-Schaukelbrettern, auf denen Sie Ihren Gleichgewichtssinn verbessern und die Bänder sowie die Gelenke stärken können. Die Arme schwingen mit, sodass ein kräftig anmutender Gang auf der Stelle entsteht.

Die Schaukelwippe

Auch sie schult den Gleichgewichtssinn und bringt weit mehr Trainingseffekte für Wirbelsäule und Rumpf, für Beine und Arme, als man zunächst vermutet. Das seitliche Ab-

Übungen mit dem Minitrampolin

Stärken Sie Ihre Muskeln und verbessern Sie Ihre Kondition. Zwölf Minuten Trampolinspringen täglich zeigt schon einen gewissen Trainingseffekt.

1] **Auf Tuchfühlung:** Bewegen Sie sich ganz locker auf dem Trimilin, federn Sie leicht auf und ab. Springen Sie nicht hoch, sondern halten Sie Kontakt mit der runden Matte. Entspannen Sie dabei Schultern und Arme, atmen Sie lang und vollständig aus.

2] **Etwas hüpfen:** Lösen Sie sich nun ein wenig vom Minitrampolin, indem Sie leicht hüpfen.

3] **Fuß schwingen:** Bringen Sie dann abwechselnd den rechten und den linken Fuß nach vorne.

4] **Leichtes Jogging:** Beginnen Sie mit einer Gehbewegung. Wenn Sie etwas mehr Sicherheit gewonnen haben, können Sie langsam in eine Laufbewegung übergehen.

5] **Knie gerade anheben:** Geben Sie Ihre Knie abwechselnd während des leichten Laufens gerade nach oben in Richtung Brust.

6] **Knie diagonal anheben:** Ihre Knie gehen während des lockeren Laufens nun abwechselnd diagonal nach oben zur jeweils gegenüberliegenden Brust.

7] **Ski-Wedeln:** Springen Sie zunächst mit beiden geschlossenen Beinen einige Male hintereinander nach links und nach rechts.

8] **Auf einem Bein:** Versuchen Sie, die Seitsprünge nun jeweils auf einem Bein durchzuführen, wieder abwechselnd nach links und nach rechts.

9] **Mit Rumpfdrehung:** Springen Sie mit geschlossenen Beinen etwas hoch und drehen Sie, wenn Sie abgehoben haben, Ihren Rumpf abwechselnd nach links und nach rechts. Das rechte Knie geht dabei zur linken Brust und umgekehrt; Ihr Oberkörper bleibt gerade.

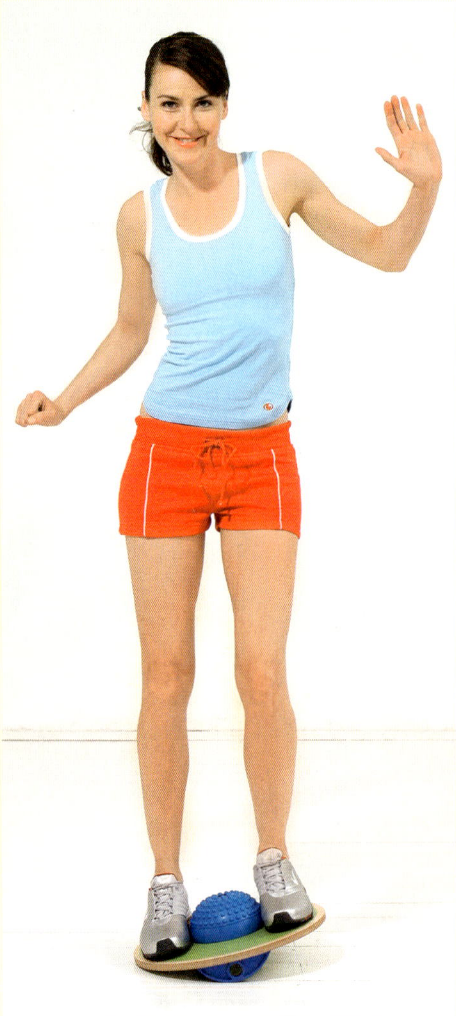

Ganzkörpertraining: Mit der Balance Disc schulen Sie nicht nur Ihren Gleichgewichtssinn, Sie verbessern auch Ihre Muskelkraft und Ihre Ausdauer. Das Gerät ist außerdem zur Fußmassage und zum Training des Fußgewölbes geeignet. Es kann in Kombination mit einem Schaukelbrett eingesetzt werden. Es ist nicht nur für Erwachsene und Senioren ein Fitmacher, auch Kinder haben zu Hause oder in der Schule ihren Spaß damit.

wippen bewirkt eine wechselseitige Beckenschiefstellung, die wiederum eine jeweils seitliche vorübergehende Verkrümmung der Wirbelsäule erzeugt. Dies verbessert die Wirbelsäulenmobilität über alle Segmente hinweg bis zum Kopf.
Das Training auf der Schaukelwippe ist eine einfache, aber sehr effektive Methode, um die Muskeln jeder Körperseite zu stabilisieren.

Der Balancekreisel

Der Balancekreisel und seine Steigerungsform, nämlich der Sportkreisel, sind ungefährliche Ganzkörpertrainingsgeräte, die sowohl die Gelenke als auch die Wirbelsäule stabilisieren und den Gleichgewichtssinn hervorragend schulen.
Ob »Balance-board«, »MFT-Multifunction-Disc« oder »motopad« – mit all diesen Geräten können Sie Beweglichkeit, Reaktionsgeschwindigkeit, Koordinationsvermögen und Balance trainieren. In Anzug und Schlips kommt hier der ganze Körper auf dynamische Weise zum Einsatz.

Die Yehudi-Menuhin-Methode

Sie geht ganz einfach: Wenn Sie die Kosten all dieser Geräte sparen wollen, dann üben Sie den Menuhin-Yoga-Kopfstand. Er entlastet den Kreislauf und sorgt für eine bessere Gehirndurchblutung.
So gehen Sie in den Kopfstand: Die Hände zu einer Mulde fassen und den Kopf nach unten beugen, bis er genau oberhalb der Stirn Ihre weiche Unterlage berührt und an den Händen anliegt. Mit den Zehen abstützen, diese dem Kopf nähern und die Knie anheben. Dann die Beine anwinkeln und anheben. Versuchen Sie, das Gleichgewicht zu halten und jetzt die Beine ganz gerade nach

oben zu strecken. Ihr Körper bildet nun vom Kopf bis zu den Zehenspitzen hinauf eine senkrechte Linie.
Bleiben Sie anfangs maximal zwei Minuten in der Umkehrhaltung, jedoch nie länger als fünf Minuten, denn sonst könnte Ihre Netzhaut geschädigt werden. Beenden Sie die Übung sehr behutsam. Sie sollten den Kopfstand grundsätzlich nur dann durchführen, wenn Ihr Nacken gut trainiert ist und Sie einigermaßen sportlich und normalgewichtig geblieben sind. Das Kreiseln auf dem Kopf, so wie es die Breakdancer tun, möchte ich Ihnen nicht anraten. Bei Gefäßleiden, Blutdruckproblemen und Augenerkrankungen bitte keinen Kopfstand durchführen.

Der Aufenthaltsraum: Ort zum Krafttanken

Der menschliche Bewegungsdrang macht vor nichts halt, auch nicht vor dem Ort der Freizeit und des Abschaltens. Dort können Sie beispielsweise eine «Powerplate« (Kraftplatte) aufstellen. Derartige Vibrationstrainingsgeräte wurden ursprünglich speziell für die Weltraumfahrt entwickelt; das dreidimensional vibrierende Brett schwingt wie eine Wippe um eine Achse. Der Benutzer wird andauernd aus der Balance gebracht, die er dann wiederfinden muss. Dadurch ziehen sich die Beinmuskeln im schnellen Wechsel zusammen.
Die Astronauten tragen beim Training auf der Kraftplatte eine Last, die dem Doppelten ihres Körpergewichts entspricht. »Vier Minuten Powerplate-Fitness sind mit einem 10000-Meter-Lauf vergleichbar«, sagt der Weltraummediziner Professor Dieter Felsenberg, Leiter des »Zentrums für Muskel- und Knochenschwund« in der Berliner Universitätsklinik Charité.

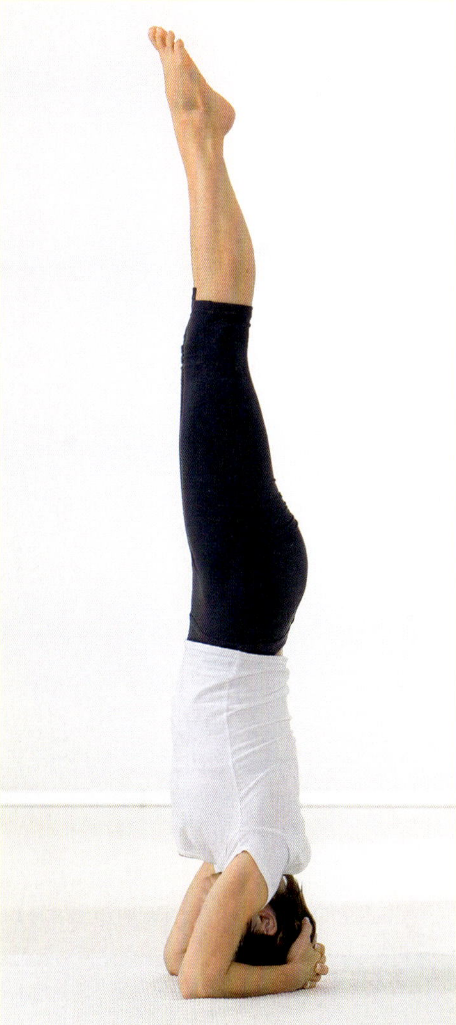

Kopfstand à la Menuhin: Gelingt es Ihnen, sich mit Unterstützung der Arme auf den Kopf zu stellen, lernen Sie die Welt aus einer ganz neuen Perspektive kennen. Wichtig ist, dass Sie einen gut trainierten Nacken haben und die Übung auch wirklich korrekt ausführen. Bei Bluthochdruck bitte nicht auf dem Kopf stehen. Am besten lassen Sie sich den Kopfstand von einem gut ausgebildeten Yogalehrer oder einer kompetenten Yogalehrerin zeigen.

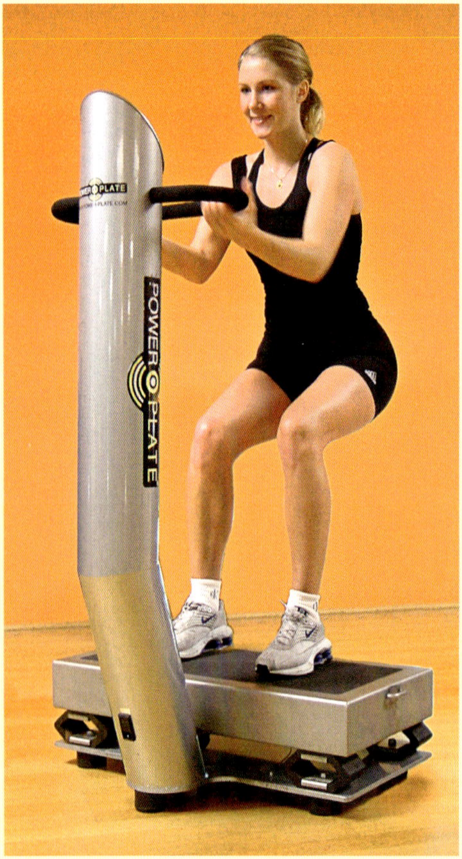

Cellulite-Killer

Kräftigen, dehnen und massieren: Die Powerplate ist ein Allrounder unter den Trainingsgeräten. Sie können es in jedem Alter anwenden und bearbeiten damit den ganzen Körper. Die dreidimensional vibrierende Platte deckt grundsätzlich die Bereiche »Krafttraining, Stretching und Massage« ab. Da Sie auf der »Kraftplatte« die Problemzonen Bauch, Beine, Po, aber auch Arme und Oberkörper gleichzeitig stärken, gilt sie als regelrechter Cellulite-Killer. Also, nichts wie ran an die »Wunderplatte«!

Mit der Powerplate können Sie Cellulite, Krampfadern und Besenreisern den Kampf ansagen. Das Training auf diesem Sportgerät hilft außerdem gegen Rücken- und Gelenkschmerzen, es sorgt für eine gute Kräftigung der Muskeln an Bauch, Beinen, Po, Armen sowie Oberkörper. Die Stärkung dieser Problemzonen bringt eine bessere Haltung und eine bessere Figur.

Das Betriebsgelände: Spielen Sie sich gesund

Draußen, vor dem Büro, gibt es sicher einen großen, geteerten oder gepflasterten Hof. Eine wunderbare Möglichkeit für Sie, diesen als sportlichen Spielplatz zu nutzen. Unkomplizierte Turngeräte sind hierfür das »Speed Rope« (Sprungseil aus Kunststoff mit Griffen) zum Hüpfen alleine oder zu mehreren. Auch mit einem Deuser- oder Theraband können Sie ziemlich viel anfangen. Früher hat man Fahrradschläuche oder Kälberstricke für derartige sportliche Betätigungen hergenommen.

Dampf ablassen mit Boxen

Die Physiotherapeutin Anke Henning hat 1982 im »Zentrum für Psychosoziale Medizin« am Unfallkrankenhaus Eppendorf (Hamburg) das Boxtraining als Therapie entdeckt. Was sich für den Patienten eignet, ist auch für den Gesunden, der unter innerer Anspannung steht, gut. Wenn wir so richtig unter Strom stehen, wissen wir mit der meist von außen verursachten inneren Spannung nicht umzugehen.

Nach dem Motto »mit geballter Faust und ganzem Körpereinsatz Zugang zu den eigenen Emotionen finden« kann ein Boxtraining mit dem Doppelendball oder dem

Sandsack Wunder wirken: Es aktiviert den Körper, reduziert die innere Anspannung, erhöht die Körperwahrnehmung und führt dazu, dass Affekte und Gefühle deutlicher wahrgenommen werden und besser zu steuern sind.
Zur Ausrüstung gehört ein sogenannter Doppelendball, der an Decke und Fußboden fixiert ist und sich ohne Schwierigkeiten auch in einem Büro installieren lässt. Sie können genauso gut mit leicht gepolsterten Boxhandschuhen gegen einen an der Decke befestigten Sandsack schlagen. Zu üben sind verschiedene Schläge und Schlagkombinationen sowie die Beinarbeit mit flinken Schrittkombinationen. Das trainiert Ihre allgemeine Körperbeherrschung. Sie können die Übungen an beiden Geräten auch zu zweit durchführen. Dies fördert Ihre Reaktionsfähigkeit noch mehr.

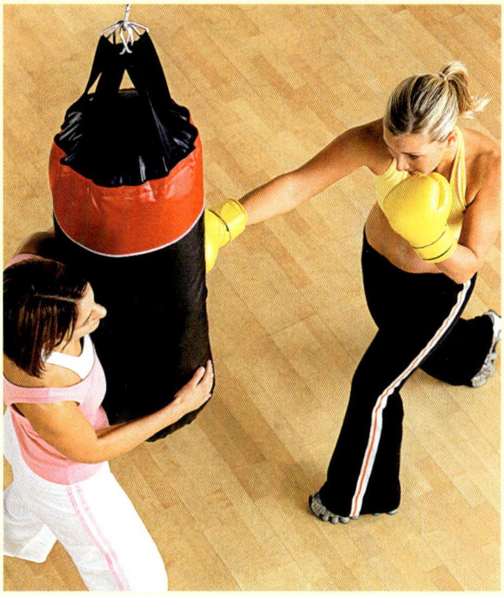

Die Fäuste ballen

Wenn Sie gegen einen Sandsack boxen, können Sie hervorragend Spannungen abbauen und Ihre Reaktionsfähigkeit verbessern. Boxen Sie aber immer mit Handschuhen, denn sonst kann die Angelegenheit schmerzhaft werden.

Nicht so einfach: relaxen

Je intensiver wir arbeiten, je größer die Leistung ist, die wir erbringen müssen, desto mehr sind wir auf ein gesundes Wechselspiel zwischen Spannung und Entspannung angewiesen. Der Mediziner Dr. Hannes Lindemann entwickelte eine besondere Atmungs- und Entspannungsmethode, das sogenannte Psychohygiene-Training (PT, siehe Seite 104). Ohne dieses und das Autogene Training, behauptet er, hätte er die seelischen Belastungen während seiner spektakulären Atlantiküberquerung nicht heil überstanden. Es schafft für jeden Gesunden wie auch für jeden stressgefährdeten Menschen die Möglichkeit, seinen seelischen und körperlichen Zustand zu stabilisieren und zu vervollkommnen.

Lindemanns Beobachtung: »Einige von uns spüren die innere Unruhe, die sie zu hektischer Aktivität treibt. Sie rührt daher, dass wir uns zwar unbewusst selbst suchen, dabei aber den falschen Weg einschlagen und dann dauernd unterwegs sind, ohne jemals anzukommen.«

Der Arzt Hannes Lindemann überquerte als erster Mensch mit einem sehr kleinen Einmannboot im Jahr 1956 in 72 Tagen den Atlantik.

Sich selbst (er)kennen

Die wichtigste Voraussetzung für einen entspannten Rücken, aber auch für einen am ganzen Körper entspannten Menschen ist zunächst die Selbsterkenntnis, das heißt die Kenntnis des eigenen Spannungszustandes.

Was ist Entspannung überhaupt?

Wenn man seine Muskeln locker lässt, kommt es auch in anderen Bereichen zur Entspannung, im vegetativen (dem Willen nicht unterliegenden) wie auch im geistigen Bereich. Diese Erfahrung hat man sich bereits vor langer Zeit im Yoga zunutze gemacht. Das Autogene Training (siehe Seite 101), die Progressive Muskelentspannung nach Jacobson (siehe Seite 99), Qigong und viele andere Entspannungsmethoden auf der ganzen Welt haben – wenn auch auf verschiedenen Pfaden – ein gemeinsames Ziel: Die psychosomatische Ganzheit des menschlichen, beseelten Organismus, die Einheit von Körper und Psyche.

Unterdrückung von Gefühlen kaum möglich

Das muskuläre Mienenspiel verrät meist wesentlich mehr als Worte. Auch wenn jemand seine Gefühle eigentlich gar nicht preisgeben will, holt ihn die muskuläre Reaktion dennoch ein, beispielsweise durch Zähneknirschen in der Nacht (Bruxismus). Die vielfältigen und ständigen Reizeinflüsse aus der Innen- und Außenwelt führen zwangsläufig zu einem Spannungszustand der Muskulatur.

Befindet sich der Mensch in einem gesunden Gleichgewicht und reagiert er angemessen, also wach, aufmerksam und flexibel, so sprechen wir von einem »Eutonus«, einem guten Spannungszustand. Im Eutonus gibt es weder zu stark angespannte noch zu schlaffe Muskeln. Reagiert ein Mensch jedoch auf muskuläre Anforderungen unangemessen oder ist er verspannt und verkrampft, so bezeichnet man seinen Spannungszustand als »dystonisch«. Er hat dann einen nicht adäquaten Muskeltonus.

All unsere Gemütsbewegungen lassen sich im muskulären wie im vegetativen Bereich nachweisen. Sämtliche Gefühle und Umweltreize äußern sich in Muskelbewegungen.

Bei Erregung Anspannung im ganzen Körper

Gemütserregungen werden immer von Muskelerregungen begleitet. Eine Muskeltonuserhöhung ist stets abhängig vom allgemeinen Tonus, das heißt vom Erregungsniveau des Organismus. Die Kopplung erfolgt im Hirnstamm in einer netzartigen Substanz, der sogenannten *formatio reticularis*, die auch die unspezifische Aktivierung der Hirnrinde in die Wege leitet.

Wenn wir erregt sind, ist also der ganze Körper erregt und nicht nur ein Körperteil. Dauererregung führt zu Spannungssymptomen und letztlich zu Störungen mit Verschwendung von viel Kraft. Automatisierungen bewirken, dass die Verspannungen vom Körper erlernt werden, was sehr nachteilig für ihn ist. Zur allgemeinen Beruhigung: Entspannung lässt sich lernen, am einfachsten durch das Erspüren von Muskelanspannung.

Leicht zu lernen: die PMR nach Jacobson

Das Prinzip der »Progressiven Muskelentspannung« ist ganz simpel: In einer bestimmten Reihenfolge spannen Sie für einige Sekunden ganz bewusst nacheinander einzelne Muskelpartien an. Anschließend lassen Sie diese, wiederum bewusst, los. Damit lockern Sie Ihre Muskeln und finden zu Ihrer inneren Ruhe zurück.

Die Vorteile dieser Methode sind:

- Sie ist einfach zu erlernen.
- Normalerweise zeigt sie bereits nach der ersten Anwendung ihre angenehme positive Wirkung.
- Sie entwickeln nach und nach ein immer besseres Körperbewusstsein und können Spannungszustände schneller erkennen, beheben und auch vermeiden.
- Wenn Sie konsequent täglich nur zehn bis 15 Minuten für die PMR-Übungen investieren, fühlen Sie sich schon bald wesentlich ruhiger und ausgeglichener; Sie stellen fest, dass Ihre Verspannungen deutlich nachlassen.

Der Augenschluss – eine Wohltat

Die meisten Trainierenden empfinden es als sehr angenehm, wenn sie während der Übungen die Augen schließen. Die Hinwendung nach innen verstärkt den Entspannungseffekt. Anfangs flattern Ihre Augenlider vielleicht, oder die Augäpfel wandern hin und her. Diese Basisentladung der Augen nimmt jedoch normalerweise mit zunehmender Übung ab.

Machen Sie sich jetzt gleich für einen Moment die Sonderstellung Ihrer Augen bewusst. Sie sind Ihre Empfangsstation. Deshalb kann es für Sie auch schwierig sein, sie zu entspannen, wenn sie überreizt sind.

Falls Ihre Augen müde sind, können Sie sie durch diese kleine Übung immer wieder erfrischen: Reiben Sie Ihre Handinnenflächen kräftig gegeneinander und erzeugen Sie dadurch Energie. Schließen Sie nun die Augen und bedecken Sie sie mit Ihren aufgeladenen Händen, sodass ein Hohlraum zwischen Augen und Händen entsteht. Spüren Sie, wie der Energiestrom von den Händen zu Ihren Augen fließt und diese auftankt.

Über Muskelanspannung das Entspannen lernen

Der amerikanische Arzt Edmund Jacobson (1885 – 1976) hatte diese wichtige Erkenntnis: Entspannung lernt man durch das Bewusstmachen von Anspannung und durch das Erlernen des Loslassens. Sein Verfahren der Progressiven Muskelentspannung (PME), auch Progressive Muskelrelaxation (PMR) genannt, wurde etwa zeitgleich, jedoch unabhängig vom Autogenen Training in den USA eingeführt.

Jacobson hatte 1928 beobachtet, dass die Anspannung der Muskulatur meist mit Unruhe, Angst und seelischer Spannung einhergeht. Die Wechselwirkungen zwischen psychischer Befindlichkeit und muskulärer An- oder Entspannung bilden die Grundlage seines systematischen Trainings.

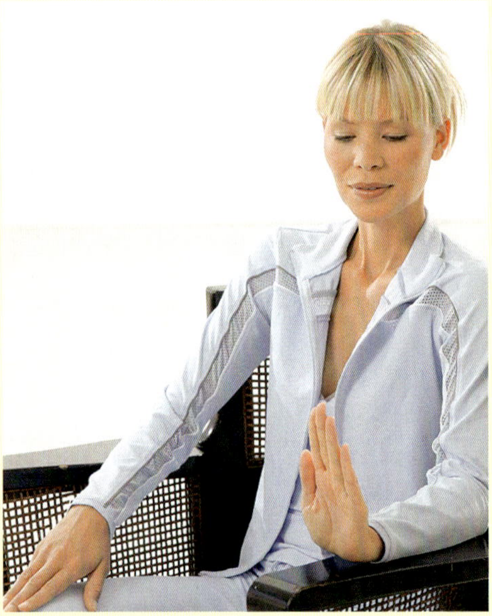

Wenn Sie beim Beugen der Hand und auch beim Anspannen anderer Körperteile feststellen, dass Sie außer den angegebenen Muskeln noch weitere Muskelgruppen mit anspannen, ist das ein kleiner Anfängerfehler, der häufig vorkommt. Mit ein bisschen Übung werden Sie sich besser auf den Körper einlassen können. Wichtig ist, dass Sie die versehentlich angespannten Muskeln anschließend auch wieder entspannen.

Kleine PMR-Übung für die Augen

Wenn Sie Lust haben, führen Sie gleich jetzt die folgende Übung durch, bei der Sie entspannt sitzen oder liegen und die Augen sanft schließen:

- Die Augäpfel zuerst nach links bewegen, dabei innerlich bis drei zählen – wieder loslassen.
- Nun die Augäpfel nach rechts bewegen, innerlich bis drei zählen – wieder loslassen.
- Der Atem fließt gleichmäßig und vollkommen ruhig.
- Nun nach unten schauen, innerlich bis drei zählen – und wieder loslassen.
- Dann nach oben schauen, innerlich bis drei zählen – und wieder loslassen.
- Jetzt ruhen Sie die Augen einfach für ein Weilchen aus, entspannen immer weiter und weiter; können Sie spüren, wie Ihr Atem Ihren Augenhintergrund berührt und sogar kühlt?
- Abwandlung: Sie lassen als Einstieg die Augen langsam, ganz langsam kreisen, ein paar Mal rechts herum, ein paar Mal links herum.

Entspannungsübung für Hände und Arme

Setzen Sie sich bequem und aufrecht in einen Stuhl oder Sessel mit Armlehnen. Legen Sie die Unterarme und die Hände auf die Lehnen. Nun beugen Sie eine Hand im Handgelenk (siehe Foto). Dann machen Sie dasselbe mit dem anderen Arm. Die Muskeln auf der Oberseite des Unterarmes sind bei dieser Übung am meisten beteiligt. Die Spannung fünf bis zehn Sekunden halten, dann wieder locker lassen.

Nun bilden Sie mit beiden Händen eine Faust. Angespannt sind diesmal die Muskeln der Hand sowie die des Unterarmes. Nach etwa fünf bis zehn Sekunden wieder locker lassen.

Jetzt zeigen die Handinnenflächen nach oben, die Arme drücken gegen die Stuhllehnen. Hierbei sind die Streckmuskeln der Oberarme am meisten angespannt. Nach einigen Sekunden wieder locker lassen und der Übung nachspüren.

Die Kraft der Vorstellung

Sicher kennen Sie diesen Zustand kurz vor dem Einschlafen: Ihre Glieder werden schwer wie Blei, Ihr Körper ist vollkommen entspannt. Dies ist das Zeichen der Schlafbereitschaft, Sie haben die nötige Bettschwere, kurz vor dem Schlummern. Während dieses eintretenden Entspannungszustands spüren Sie genau genommen eine Gelöstheit Ihrer Muskeln, nicht jedoch deren totales Abschlaffen.

Die intensive Vorstellungskraft des Menschen, die natürlich bei jedem unterschiedlich groß ist, bewirkt den Gehorsam der dem Willen sonst nicht gehorchenden Organfunktionen. Wenn Sie also das Gefühl für Ihr Eigengewicht erspüren und dann einüben, können Sie die Muskelentspannung sehr gut lernen.

So funktioniert das Autogene Training

Stellen Sie sich vor, der atmosphärische Druck laste auf Ihren Unterarmen oder die Schwerkraft der Erde, die Gravitation, zöge Ihre Unterarme an. Eine andere Möglichkeit ist diese: Sie liegen ganz gemütlich in der Badewanne und verspüren in Ihren Armen den Auftrieb des Wassers, wenn Sie versuchen, diese absinken zu lassen. So nehmen Sie das Gefühl der Schwere im Autogenen Training wahr, das Sie normalerweise in Rückenlage üben.

Zum Erlernen des Schweregefühls, das zu den ersten Übungen des Autogenen Trainings gehört, benötigen die meisten Menschen ein wenig Nachhilfe.

In der täglichen Büropraxis lässt sich die Vorstellung der Eigenschwere zwar nicht auf Schritt und Tritt, aber doch immerhin im Stehen und Sitzen erlernen und erfahren:

- Im Stehen: Gehen Sie in eine der drei Grundpositionen des Qigong. Ihr Körpergewicht ist gleichmäßig auf beide Füße verteilt, Sie beugen die Knie leicht und entspannen den unteren Rücken; Sie wirken der Hohlkreuztendenz entgegen, Ihr Körpergewicht sinkt merklich nach unten.
- Im Sitzen: In der sogenannten Droschkenkutscherhaltung (siehe Seite 102) sind sämtliche Muskeln entspannt. Sie hängen gewissermaßen in Ihren Bändern, Ihre Oberarme liegen entspannt auf den Oberschenkeln. Durch die Vorstellung von Schwere und Eigengewicht kommt es zu einer Senkung der Muskelanspannung, zur Aktivitätsabnahme der neuromuskulären Reize aus der »formatio reticularis« (siehe Seite 98) und zur Impulsabnahme aus dem Gebiet des Rauten-, Mittel- und Zwischenhirns. Das ist sogar wissenschaftlich bewiesen. Dies beeinflusst Ihren Bewusstseins- und Wachzustand und hat zur Folge, dass die bereits beschriebenen spindelförmigen Nervenendigungen, die Muskelspindeln (siehe Seite 28) auf weniger empfindlich umgestellt werden.

Wissenschaftlich bewiesen: positive Wirkung der Schwere

Wie Untersuchungen ergaben, führt eine gut ausgeführte Schwereübung mit dem Ergebnis der Generalisation nicht nur zu einer Entspannung der quergestreiften Muskulatur, einhergehend mit Wohlbehagen, sondern auch zu einer wahrscheinlichen Entspannung der längsgestreiften Muskulatur von Darm und Gefäßen.

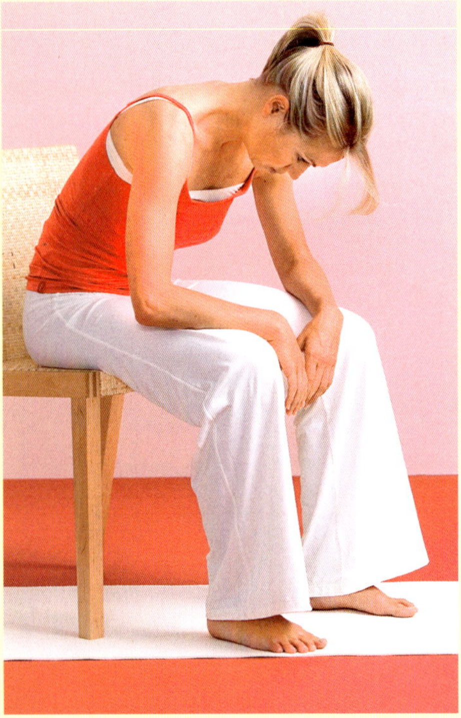

Die Droschkenkutscherhaltung

Sie sitzen auf einem Hocker oder Stuhl und rutschen auf den vorderen Teil der Sitzfläche. Sie strecken die Wirbelsäule, sinken dann leicht zusammen und finden eine angenehme, etwas nach vorne geneigte Mittelstellung des Rückens.

Dadurch wird die Darmmuskulatur locker, was den Stuhlgang erleichtert. Außerdem tritt eine Spannungsveränderung der Herz- und Gefäßmuskulatur ein: Der Blutdruck normalisiert sich, es kommt zur Entwicklung des Wärmegefühls bis hin zu tatsächlich messbaren Temperaturveränderungen des Körpers durch Weitstellung der Gefäße.

Erstarrte Gedanken – erstarrte Muskeln?

Gerade am Muskelhartspann lässt sich erkennen, wie sehr unsere Einstellung den Körper und die Seele beeinflusst. Wenn die psychische Grundhaltung verkrampft ist, lässt der Muskelhartspann nicht lange auf sich warten. Sind wir jedoch in unserem Denken und Fühlen entspannt, können es auch die Muskeln werden. Von der Leichtigkeit des Seins ist bei vielen Kollegen, Mitmenschen, Freunden, Verwandten und auch bei einem selbst oft nicht mehr viel erkennbar. Um dies zu ändern, können Sie beispielsweise die Entspannungstechnik des Autogenen Trainings lernen.

Praktische Einführung ins Autogene Training

Damit Sie sich eine Vorstellung machen können, wie die Formeln des AT wirken, dürfen Sie jetzt gleich mit dem Üben der Ruhetönung und der Schwere beginnen. Stellen Sie einen Kurzzeitwecker auf fünf Minuten, falls Sie befürchten, Sie könnten während der Entspannung womöglich einschlafen. Wählen Sie eine bequeme Position, entweder im Sitzen oder im Liegen. Sorgen Sie dafür, dass Ihre Atmung vollkommen ungehindert fließen kann, dass also kein enger Gürtel Ihre Taille einschnürt.

Schließen Sie Ihre Augen und sagen Sie sich die folgenden Suggestionen betont langsam innerlich vor:

- Denken Sie: »Ich bin ganz ruhig, ganz ruhig und entspannt.« Lassen Sie sich diese Worte förmlich auf der Zunge zergehen. Wenn Sie geübter sind, ist diese Formel quasi Ihr Einschaltknopf für das AT, sobald Sie die entsprechende Sitz- oder Liegehaltung einnehmen.
- Dann denken Sie: »Mein rechter (Linkshänder denken »linker«) Arm ist schwer, ganz schwer.« Gleichzeitig denken Sie an ein Symbol für die Schwere, beispielsweise an einen Mehlsack und lassen das Gefühl der Schwere zu. Wiederholen Sie diese Formel langsam sechsmal.
- Nun nehmen Sie diese kurze Übung folgendermaßen zurück: In Verbindung mit dem Befehl »Arme fest« schließen Sie die Hände zur Faust, beugen die Ellenbogen an und drücken sie an den Körper. Dies wiederholen Sie bitte etwa dreimal. In Verbindung mit dem inneren Befehl »Tief atmen« atmen Sie mehrmals schnell und tief ein. Dann öffnen Sie Ihre Augen.

Die Grundstufe des AT am besten in einem Kurs erlernen

Ist es Ihnen gelungen, ein wenig zu entspannen? Wenn nicht, ist das kein Problem. Verlieren Sie nicht den Mut, bleiben Sie dran. Es ist sinnvoll, wenn Sie sich zum Erlernen dieser hervorragenden Selbsthilfe- und Schnellentspannungsmethode einem erfahrenen Kursleiter anvertrauen. Psychologen, Ärzte, Krankenkassen und Volkshochschulen bieten einen entsprechenden Unterricht an. Vorsicht, wenn Sie an einer akuten psychischen Erkrankung leiden! In diesem Fall sollten Sie vorher Ihren Hausarzt um Rat fragen.

Im Grundkurs lernen Sie sechs Übungsprogramme kennen, die Ihnen helfen werden, anhand einfacher, formelhafter Sätze loszulassen. Damit schaffen Sie sich Ihre eigenen Erholungsinseln im stressigen Alltagstrubel. Sie können die Formeln dann auch in Momenten voller Hektik nutzen, um sich kurz auszuklinken und neue Energie zu tanken. Sie spüren rasch, wie Sie innerlich wieder ruhig werden und Ihnen der Stress des Alltags nicht mehr so viel anhaben kann.

Pause mit PT-Atmung

Wenn auch Sie im täglichen Leben leider viel zu wenig Zeit haben, um richtig Luft zu holen, können Sie zwischendurch immer wieder einmal die PT-Atmung durchführen. Nicht nur die innere, sondern auch die äußere, für alle sichtbare Haltung wird stark von einer guten Atmung bestimmt und erst in zweiter Linie von der Spannkraft der Rückenmuskulatur.

Wer seine Haltung (be)wahren will, sollte sich erst einmal um seine Atmung kümmern. Denn die Atmung ist der Spiegel unserer Gemütslage. Sie reagiert auf alle körperlichen und seelischen Vorgänge. Bei keinem anderen Organ ist das so leicht nachweisbar. Es liegt auf der Hand, dass über die Atmung die psychische und die physische Balance wiederhergestellt werden kann. Beobachten Sie einmal einen erregten Menschen und seine Haltung, wenn er sich Luft macht. Ein atemberaubender Film verschlägt uns außerdem nicht nur den Atem, sondern er ist spannend bis auf die Knochen. »Nur dem Menschen ist es gegeben, seine Organe zu belehren«, wusste schon Goethe. Demnach können wir einen sehr aufregenden Film besser verarbeiten, wenn wir ihn dank einer erlernten Atemtechnik entschärfen.

Immer schön gerade sitzen

Das von Dr. Hannes Lindemann entwickelte Psychohygiene-Training mit der folgenden speziellen Atemtechnik (siehe Seite 97) hat Gemeinsamkeiten mit dem Autogenen Training nach Schultz, ist aber nach Darstellung seines Erfinders mehr im modernen Yoga beheimatet.

So führen Sie die PT-Atmung durch:

1] Setzen Sie sich aufrecht, jedoch nicht überstreckt hin. Nehmen Sie – falls vorhanden – Ihre Brille ab. Hals und Leib sind frei von beengenden Kleidungsstücken.

2] Führen Sie die Schulterblätter zusammen, soweit Ihnen dies ohne Anstrengung möglich ist. Dadurch kommt es zu einer Entlastung des Zwerchfells. Ihre Hände ruhen auf den Oberschenkeln, während die Handinnenflächen nach oben zeigen. Heben Sie die Schultern ein- oder zweimal hoch und lassen Sie sie wieder fallen. Kontrollieren Sie, ob Sie auch wirklich entspannt sitzen.

3] Als Einstimmung zum Übungsverfahren erfolgt eine innere Sammlung. Jeder Atemvorgang der PT-Atmung beginnt mit einer vertieften Ausatmung. Danach warten Sie, bis die Einatmung von alleine kommt. Die Einatmung ist tabu, sie soll nicht beeinflusst werden, denn sie geschieht automatisch. Nach der Einatmung machen Sie keine Pause, die Atmung kippt um. Die Ausatmung erfolgt gezügelt, verlangsamt und leicht verstärkt. Im Griechischen heißt das Zwerchfell *phran* (Zügel). In Sängerkreisen spricht man von der Zwerchfellstütze und versteht darunter das antagonistische (entgegengesetzte) Zusammenwirken von Zwerchfell und Bauchmuskeln während der Ausatmungsphase.

Wichtig ist: Die PT-Ausatmung erfolgt langsamer als die normale Ausatmung; sie ist verhalten, wobei das Zwerchfell zügelt und die Bauchmuskeln ganz leicht und deutlich spürbar gegenhalten. Im Yoga spricht man vom Atmen mit kontrollierter Bauchwand. Bei der Einatmung sowie auch beim Umkippen der Atembewegungen in die Ausatmung hilft die gedankliche Vorstellung »es atmet mich«.

Den Schmerz wegatmen – geht das?

Ist die Atmung tiefer und gleichmäßiger, wird der Übende ruhiger. Die Atmung beeinflusst den ganzen Menschen in seinem Dasein, und sie kann ihn auch gelassener machen. Besonders die verlängerte Ausatmung führt zu einer physiologischen Entspannung des gesamten Organismus. Eine Generalisierung, so wie sie im Autogenen Training beschrieben wird, breitet sich auf den ganzen Körper aus.

Muskelverspannungen, vor allem in Nacken und Rücken, lassen sich in der Tat regelrecht wegatmen.

Wenn Sie sich gezielt Ihrer Atmung zuwenden, lösen Sie sich von Ihren Alltagssorgen und -gedanken, Sie finden ganz zu sich selbst. Wenden Sie die PT-Atmung oder das Autogene Training regelmäßig an, werden Sie sich bald auch viel besser konzentrieren können. Die Übungen helfen Ihnen, dass Sie Emotionen und Affekte im Bedarfsfall außen vor lassen können. Sie gewinnen an Selbstbeherrschung und Besonnenheit, Angstvorstellungen können beseitigt und Schmerzen gelindert werden. Es ist sogar möglich, dass Schmerzen gar nicht erst auftauchen. Auch die geistige Leistungsfähigkeit wird erheblich verbessert.

Die PT-Atmung als Schmerz- und Beruhigungsmittel

Dank dieser Atemtechnik können Sie den Blutdruck senken und eine Resonanzdämpfung der Affekte erreichen, das heißt, Sie sind in der Lage, sich von einem auslösenden Stressfaktor zu distanzieren. In bestimmten schwierigen Situationen heißt es: »Nun atmen Sie erst einmal tief durch.« Dies hat auch sehr wohl seinen Sinn, denn die tiefe Atmung soll Ihnen dazu verhelfen, sich besser beherrschen zu können. Und das tut sie tatsächlich.

Die Praxis hat gezeigt, dass Mütter, welche die PT-Atmung nach Lindemann während des Geburtsvorgangs anwenden, ihre Kinder schmerzfreier und entspannter zur Welt bringen können. Denn diese Atemtechnik ist eine besonders starke und überraschend schnell wirkende psychophysische Beruhigungsmethode, die jeder Mensch zu erlernen vermag. Sie lässt sich in allen Situationen einsetzen und dient nach Aussage ihres Erfinders als regelrechte Blitztherapie im Vergleich zu zahlreichen anderen Entspannungsmethoden, die jeweils einer wesentlich längeren Anlaufzeit bedürfen.

Wichtig: das Ausatmen

Atmen heißt vor allem ausatmen. Denn bei gefüllter Lunge kann man nicht einatmen; eine volle Flasche lässt sich schließlich schlecht füllen.

Bei halbvoller Lunge ist der Gasaustausch ungenügend, da sich die eingeatmete Luft (Sauerstoff) mit der auszuatmenden Luft (Kohlendioxyd) vermischt. Eine halbvolle Weinflasche will wohl kaum jemand mit neuem Wein auffüllen.

Bei leerer Lunge ist der Gasaustausch optimal; eine Füllung mit frischem Wein ist allemal das Beste. (Aus »Richtig atmen – aber wie«, siehe Seite 155).

Goldene Rückenweisheiten

Ich möchte Ihnen noch einige goldene Rückenweisheiten mit auf den Weg geben, die der Bundesverband der deutschen Rückenschulen (BdR) e.V. empfiehlt:

1] **Bewegen Sie sich oft** und vielfältig, legen Sie immer wieder Pausen ein, um ein wenig Sport zu treiben.

2] **Sitzen Sie so wenig wie möglich.** Aber wenn Sie schon sitzen müssen, dann auf jeden Fall aufrecht und beweglich. Wechseln Sie Ihre Sitzposition öfter. Benutzen Sie die Armlehnen, falls vorhanden, lehnen Sie gegebenenfalls Ihren Kopf an und legen Sie ein Kissen ins Kreuz. Prüfen Sie immer wieder, ob Sie auch wirklich gerade sitzen (oder stehen). Wenn nicht, richten Sie sich auf, das trainiert Ihren Rücken.

3] **Halten Sie Ihren Rücken** durch tägliche Ausgleichsgymnastik kräftig und stabil. Strecken und dehnen Sie Ihren Körper immer wieder einmal, lockern Sie verkrampfte Muskeln.

4] **Heben Sie Gewichte stets mit Bedacht.** Stemmen Sie vor allem schwere Gegenstände nur dann in die Höhe, wenn Ihr Rücken für eine solche Belastung trainiert ist. Heben und tragen Sie Gegenstände möglichst nah am Körper und verteilen Sie die Lasten auf beide Arme.

5] **Entlasten Sie Ihren Körper** zwischendurch auch mal im Liegen, um sich zu entspannen und zu erholen. Ein Kissen im Nacken und eine Rolle unter den Kniegelenken sorgen für vollkommene Entspannung.

6] **Trainieren Sie täglich Ihre Muskeln.** Betreiben Sie rückenfreundliche Sportarten, z. B. Rückenschwimmen, Laufen in geeigneter Lauftechnik und in gut gepolsterten Schuhen auf weichem Boden; auch Radfahren ist rückenfreundlich, wenn Ihr Fahrzeug einen Gesundheitslenker hat.

7] **Vermeiden Sie allzu häufiges Bücken** und monotone Bewegungsabläufe sowie Kälte und Zugluft.

8] **Bereiten Sie Ihre Muskeln** mit gezielten Kräftigungsübungen rechtzeitig auf zu erwartende, den Rücken belastende Tätigkeiten vor, z. B. auf Schneeschippen oder Gartenarbeiten.

9] **Gestalten Sie Ihren Haushalt** und Ihren Arbeitsplatz rückenfreundlich.

10] **Stehen Sie nicht** längere Zeit mit durchgedrückten Kniekehlen herum.

11] **Benutzen Sie** Gehirn, Arme und Beine, schonen Sie dabei Ihren Rücken.

»Für die Rückenschule ist es nie zu früh und nie zu spät!«

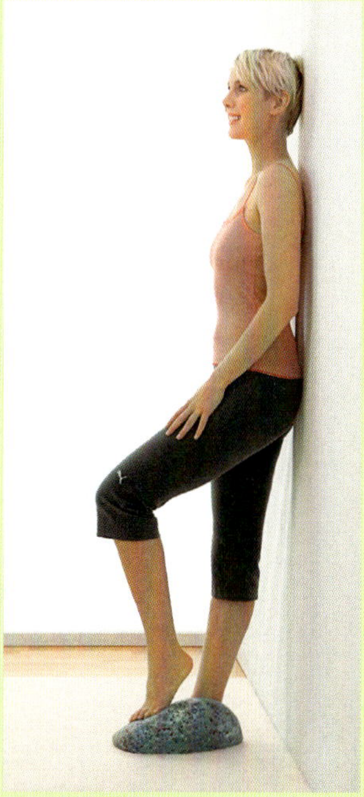

Stellen Sie sich zwischendurch mit dem Rücken an einen Türrahmen oder an eine Wand und strecken Sie Ihren Rücken, während Sie angelehnt sind. Beugen Sie dabei die Knie leicht an. Wenn Sie ein Ballkissen zur Verfügung haben, können Sie abwechselnd mit dem rechten und linken Fuß die Luft nach unten treten; das trainiert Ihre Beinvenen.

Pilates-Besonderheiten

Diese Wirkungen erzielen Sie mit dem Pilates-Training, bei dem es auch um die Verbesserung Ihrer Eigenwahrnehmung (Propriozeption) geht:

- effektive, gezielte Kräftigung des Körperzentrums
- Straffung von Bauch und Taille, Kräftigung der Arme und des Schultergürtels
- Gelenk- und Wirbelsäulenstabilisation
- Haltungsschulung
- Harmonisierung von neuromuskulären Dysbalancen
- effektiver Ausgleich bei monotoner körperlicher Belastung in Alltag, Beruf und Sport
- Steigerung der Flexibilität und Beweglichkeit
- segmentale (abschnittsweise) Mobilisation der Wirbelsäule
- Förderung von Bewegungseleganz und Körpergefühl

Pilates und Co.

Es gibt zahlreiche Methoden, mit denen Sie Ihren Rücken effektiv trainieren und Schmerzen vorbeugen oder lindern können. Für das Kieser-Training oder den Back-Check® (siehe Seite 72) beispielsweise müssen Sie ein Fitness-Studio besuchen, die Cranio-Sacral-Therapie oder die Dornmethode erfordert einen Therapeuten, und Yoga sowie die Progressive Muskelentspannung nach Jacobson (siehe Seite 99), die Ihre Beweglichkeit fördern, können Sie, einmal erlernt, auch zu Hause durchführen. Ich stelle Ihnen nun einige solcher effektiven Heilmethoden vor, mit denen Sie Ihren Rücken ganz gezielt kräftigen.

Auf der Matte: Pilates

Das um 1930 von Joseph Pilates entwickelte System ist heute Kulttraining vieler Prominenter wie beispielsweise Sharon Stone, Uma Thurman und Madonna. Ausgehend vom Körperzentrum werden durch Ganzkörperübungen neuromuskuläre Balancen geschaffen und optimiert. Es wechseln sich Kräftigung und Dehnung der Muskeln kontinuierlich ab, um einseitigen Belastungen effektiv vorzubeugen und eine gesunde Haltung zu fördern.
Die Übungen werden langsam und sehr kontrolliert durchgeführt. Alle Bewegungen werden mit der Atmung verbunden, die eine mobilisierende oder stabilisierende Wirkung haben kann. Pilates schenkt neue Energie, erhöht die körperliche Beweglichkeit und macht schlank.

Im Studio: Kieser-Training

An sogenannten »MedX«-Geräten wird die Kraft der tiefliegenden Rückenstrecker gemessen. Diese und alle anderen Muskeln werden dann entsprechend trainiert. Jedes Kieser-Trainingsstudio arbeitet mit einer Praxis für medizinische Kräftigungstherapie zusammen.

Bevor Sie mit dem Kieser-Training beginnen, sollten Sie auf jeden Fall erst einmal Ihren behandelnden Orthopäden konsultieren. Er wird Ihnen sagen, ob dies die richtige Übungs-Methode für Sie ist.

Kieser wie auch andere qualitätsgeprüfte Fitness-Studios helfen bei chronischen Nacken- und Rückenbeschwerden, bei Haltungsschwäche, Verschleißerscheinungen der Wirbelsäule und Bandscheibenschaden. Wenn Sie zweimal in der Woche etwa 30 Minuten nach Anleitung konzentriert trainieren, erreichen Sie eine Kräftigung Ihres ganzen Körpers.

Beim Therapeuten: Cranio-Sacral-Therapie

Der Name kommt aus dem Lateinischen: *cranium* (Schädel) und *os sacrum* (Kreuzbein). Die Cranio-Sacral-Therapie ist entstanden aus einer Entdeckung des amerikanischen Arztes und Osteopathen William Garner Sutherland (1873–1954). Bei dieser Heilweise werden Sie vom Behandler sanft berührt. Durch minimalen Druck auf bestimmte Bereiche Ihres Skeletts, insbesondere der Schädelknochen, nimmt er Korrekturen am Knochensystem vor. Diese setzen Blockaden im Bindegewebe und in den Muskeln frei. Der beständige vertrauensvolle Austausch zwischen Therapeut und Patient ist wichtig.
Die Behandlung löst Verspannungen, sie ist außerdem angezeigt bei chronischen Beschwerden, nach Unfällen sowie Operationen. Sie lindert Schmerzzustände des Bewegungsapparats, Skoliosen, Kopfschmerzen, Beckenschiefstand und vieles mehr.

Ähnlichkeit mit Massage: Rolfing

Die Bezeichnung geht auf ihre Begründerin Dr. Ida Rolf (1896–1979) zurück, die einst sagte: »Wir wollen dem Menschen zu einem Zustand verhelfen, wo die Schwerkraft nicht sein Feind ist. Wir wollen, dass die Schwerkraft den Menschen unterstützt und als nährende Kraft wirkt.« Der Rolfer analysiert zunächst die Haltung seines Patienten. Dann löst er, wie bei einer sanften Massage, mit seinen Fingern, Knöcheln und Ellenbogen die Verspannungen. Er richtet alle Körperpartien wieder optimal aus und bringt sie zurück ins Lot.
Während der ersten zehn Rolfing-Sitzungen sollen der Körperbau neu strukturiert und effektive Bewegungsmuster gelehrt werden. Das Ziel ist eine mühelose Aufrichtung.

Yoga – nicht nur für den Rücken gesund

Bei diesem jahrtausendealten, ganzheitlichen Heilungsweg bringen Körper- und Atemübungen (Asanas und Pranayama) Seele, Geist und Körper miteinander in Einklang. Was Sie in Kursen erlernt haben, vertiefen Sie dann zu Hause durch regelmäßiges Üben. Yoga lässt Sie erkennen, wo Sie aus dem Gleichgewicht geraten sind. Es hilft Ihnen, gerade bei Rückenproblemen wieder in Ihre eigene Mitte zu finden und die Körperachse zu stabilisieren.

Durch Yoga wird nicht nur die Wirbelsäule gekräftigt, sondern auch der ganze Körper mitsamt seinen Organen bis hin zu den Zellen. Sie bauen außerdem Stress ab und steigern Ihre allgemeine Leistungskraft.

Die Methode hat sich bei chronischen Rückenleiden vielfach bewährt. Sie hilft , wenn Sie unter Nackenschmerzen, Rückenverspannungen und Bewegungseinschränkungen leiden. Achten Sie bei der Wahl Ihres Therapeuten unbedingt darauf, dass er seine Ausbildung bei der »European Rolfing Association« abgeschlossen hat. Ansonsten birgt die Behandlung nämlich Risiken!

Teilentspannungsmethode: Eutonie

Gerda Alexander (1908–1994) stellte diese körperorientierte, pädagogische Heilweise im Jahr 1959 zum ersten Mal vor. Sie gilt als eine behutsame, psychophysische Methode zur Behandlung von Rückenschmerzen, verursacht durch Verspannungen, einseitige Belastung, stundenlanges Sitzen, degenerative Erscheinungen oder Bewegungsmangel. Die Eutonie gibt eine Anleitung, wie man sich selbst besser wahrnimmt und eine Balance der Spannungen im Körper findet. Auch hier werden nicht einzelne Symptome behandelt, sondern der Mensch in seiner Ganzheit.

Der Name Eutonie setzt sich aus dem griechischen *eu* (wohl, harmonisch) und *tonus* (Spannung) zusammen.
Erreicht werden soll ein flexibler, guter Tonus, der sich der jeweiligen Situation des Menschen anpasst. Die Entspannungsmethode arbeitet viel mit Yoga-Asanas. Alexander wies dabei auf das Gamma-Nervensystem mit seinem Zentrum im Hypothalamus hin; dieses wird nämlich durch Stimmungen und Gefühle beeinflusst und überträgt dieselben auf das Organgeschehen und die Muskelspannungen.

Therapie mit Feingefühl: Dorn-Methode

Die Dornfortsätze an der Wirbelsäule werden zunächst gefühlvoll abgetastet, und auf sanfte, aber kraftvolle Art werden verschobene Wirbel und Gelenke nur mit den Händen wieder an ihren Platz zurückgeschoben. Der Therapeut benötigt kein großes Wissen, dafür aber viel Erfahrung und eine gehörige Portion an Feingefühl. Nur so ist ein Behandlungserfolg garantiert.

Das FPZ-Konzept – computergestütztes Analyseprogramm

Das Therapiekonzept des Kölner Forschungs- und Präventionszentrums (FPZ) arbeitet mit einem computergestützten Analyseprogramm, das Schwächen und Fehlbalancen der Rückenmuskulatur aufdeckt. Das Training an speziellen Geräten wird dann genau auf die Bedürfnisse des Patienten zugeschnitten (siehe Seite 72).

Es gleicht körperliche Mängel aus, bevor sie schmerzhaft werden, es hilft bei Muskelverspannungen und Verschleißerscheinungen. Das FPZ-Konzept wird außerdem empfohlen zur Reha nach Operationen. Vor Beginn des Trainings braucht der Patient auf jeden Fall vom Arzt eine Unbedenklichkeitserklärung.

Die gefahrlose Methode hilft rasch und effektiv bei Rückenschmerzen, bei chronischen Störungen wie Skoliose (siehe Seite 47) und der Scheuermann-Krankheit (siehe Seite 49). Um leichte Beschwerden zu lindern oder zu beseitigen, benötigt man oft lediglich eine Behandlung.

Nur vom Arzt durchzuführen: Chirotherapie

Schmerzende und in ihrer Bewegung eingeschränkte Gelenke werden gedehnt (nicht eingerenkt), um ihren Bewegungsspielraum wieder zu vergrößern. Der Begriff wird abgeleitet aus dem griechischen *cheiro* (Hand). Die »Manuelle Medizin« darf allerdings nur von speziell ausgebildeten Ärzten angewendet werden.

Eine richtig ausgeführte Chirotherapie bringt rasche Besserung bei Beschwerden an der Wirbelsäule und an den Extremitäten. Ein oder zwei Behandlungen reichen normalerweise aus. Vorsicht jedoch vor Manipulationen an der Halswirbelsäule, sie können schwerwiegende Folgen haben!

Angenehm entspannend: klassische Massage

Zu guter Letzt möchte ich hier auch noch die Massage erwähnen, die eine bei Rückenbeschwerden sehr verbreitete Therapiemaßnahme darstellt. Sicher hat Ihnen Ihr Orthopäde schon einmal Massagen verschrieben, wenn Sie sehr verspannt waren. Hierbei werden Muskeln und Bindegewebe durch Streichen, Reiben, Kneten oder Schütteln gelockert, was den Abtransport von Schlacken begünstigt und die Durchblutung anregt.

Akute Schmerzen können vorübergehend gelindert werden, der Patient fühlt sich leichter und lockerer. Die Haltung jedoch verbessert sich durch diese Art der Behandlung nicht, auch eine Muskelstärkung dürfen Sie hier nicht erwarten. Die Ursache der Rückenprobleme bleibt also bestehen.

Golf – (k)eine Tortur?

Gehören auch Sie zu den glücklichen Golfspielern, die einen gesunden, schmerzfreien Rücken haben? Dann machen Sie ja alles richtig. Von dem berühmten Golf-Champion Bernhard Langer wissen wir, dass er während seiner Profikarriere eine ganze Zeit lang mit Rückenproblemen zu kämpfen hatte, diese jedoch inzwischen durch ein konstantes Training im Griff hat.

> *Golf liegt im Trend und ist in Deutschland inzwischen schon fast zum Volkssport geworden.*

Durch moderne Messtechniken haben Biomechaniker das Zusammenspiel der Muskeln beim Golfen getestet und dank einer genauen Bewegungsanalyse richtige sowie falsche Bewegungsmuster entlarvt. Ihre Erkenntnis: Golf ist ein Sport der Extreme, denn er erfordert Bewegungsabläufe, die weder im normalen Alltag noch bei anderen Sportarten vorkommen.

Viel Schwung – erhöhte Verletzungsanfälligkeit

Bei einem Golfabschlag werden bis zu 400 Muskeln aktiviert, um den kleinen Ball auf eine Geschwindigkeit von 220 Stundenkilometern zu beschleunigen. Hierbei führt der Oberkörper des Spielers eine gegenläufige Drehbewegung durch, die eine ungeheure Flexibilität der Wirbelsäule und deren Gelenke samt Bewegungssegmenten erfordert. Die Schwunggeschwindigkeit ist sehr hoch. Das Ende des Schwungs überschreitet bei manchem Spieler die für seine anatomische Beschaffenheit und sein Alter vorgegebene physiologische Beweglichkeit. Beim Tragen schwerer Lasten hat der Körper genügend Zeit, um sich zu stabilisieren, beim Golfabschlag jedoch geschieht die Stabilisation in nur ganz kurzer Zeit, was die Verletzungsanfälligkeit stark erhöht.

Optimieren Sie Ihr Golf-Training

Im Internet, auf der Homepage von Bernhard Langer (siehe Seite 154) wird sein Trainingsprogramm im Rahmen eines Interviews beschrieben: Der Golfprofi trainiert auf einem Standfahrrad sowie auf dem Laufband. Dieses positioniert er so, also würde er bergauf laufen, um seinen Rücken zu entlasten. Fast täglich führt Langer etwa anderthalb Stunden lang ein Fitnesstraining im Studio durch, und er joggt regelmäßig durch den Wald.

Er vergisst außerdem nie, sich vor dem Sport, vor allem vor dem Golfen, zu lockern und warm zu machen. Es reicht, wenn das Aufwärmen nur fünf oder zehn Minuten dauert. Er hat sich seinen Trainingsplan von dem erfolgreichen Hochsprungtrainer Dragan Tancic ausarbeiten lassen.

Die Technik lernen!

Viele beginnen erst in fortgeschrittenem Alter mit dem Golfspielen. Aber gerade bei älteren Menschen, die diesen Sport nicht schon jahrelang trainiert haben, können leicht muskuläre Dysbalancen (siehe Seite 50), eine Abschwächung von Bauch- und Rückenmuskeln sowie Abnutzungen im Schulter-Nackenbereich auftreten.

Wichtig ist, dass Golf-Anfänger einen intensiven Lernprozess auf sich nehmen, um den Ball so zentral wie möglich zu treffen, anstatt ihn mit zu viel Kraft und Schwung zu schlagen.

Das Gefühl für Balance verbessern

Als bekennender Nichtgolfer kann ich Ihnen natürlich keine klugen Ratschläge für die optimale Golftechnik geben, aber aufgrund häufiger Gespräche mit Golftrainern kenne ich die speziellen körperlichen Belastungen bei diesem Sport und weiß, dass es vor allem auf die Balance ankommt. Am Anfang Ihrer Golfbemühungen sollten daher Balanceübungen stehen, denn als Ausgangspunkt für Ihren Abschlag ist ein guter, dynamischer Stand erforderlich.

Daher ist es sinnvoll, auf dem Trampolin und auf dem Balancekreisel zu trainieren (siehe Seite 92 bis 94). Beim Rückschwung des Golfschlägers, also beim Einleiten des Abschlags, bewegt sich Ihr Oberkörper nach rechts, falls Sie Rechtshänder sind. Er wird über das rechte Bein verlagert, ein fester Stand auf dem rechten Bein ist in dieser Phase notwendig. Das Becken dreht bis zur Vertikalachse. Beim Durchschwingen verlagert sich der Körper dann stark nach links über das linke Bein. Beansprucht werden die Sprung-, Knie- und Hüftgelenke.

Sie können Ihren Rumpf beispielsweise sehr gut auch auf der vibrierenden Powerplate (siehe Seite 96) stabilisieren. Dies sorgt für einen noch besseren Gleichgewichtssinn und kräftigere Muskeln.

Fitnessempfehlungen der Golfschule

- Führen Sie ganzjährig zweimal in der Woche ein Muskel-Krafttraining für diese Muskelgruppen durch: Fuß- und Kniegelenke (Strecker und Beuger), Hüft-, Rücken-, Bauch- und Koordinationstraining.
- In der Schwungphase muss Ihr Schultergürtel locker der Bewegung folgen können; dabei drehen Ihre Schultern und das Becken parallel, also mit möglichst geringer Rumpfdrehung, denn die funktioniert ab einem bestimmten Alter aus anatomischen Gründen nicht mehr ausreichend.
- Ihre Rumpfdrehung ließe sich auch durch lockere Schwing- und Schwungübungen nach beiden Richtungen zwischen 9 und 15 Uhr eines Bogenkreises verbessern. Um die Kraft dieser Bewegung zu fördern, benutzen Sie vorrangig Gewichte und/oder bremsende Gummibänder mit unterschiedlicher Dehnbarkeit.
- Die schrägen Bauchmuskeln, die beim Abschlag besonders in Anspruch genommen werden, kräftigen Sie in der Diagonalen bestens.
- Obwohl der Abschlag stets in eine Richtung erfolgt, üben Sie bitte immer in beide Richtungen. Die Arme können nur mitschwingen, wenn die Muskeln, welche die Schulterblätter am Rumpf fixieren, sich auf der einen Seite lockern, auf der anderen Seite aber das Schulterblatt fixieren können; die Schulter soll ja nicht auf der Seite des Ausschwingens hochgehen. Deshalb ist ein regelmäßiges Dehnungs- und Kräftigungsprogramm für den Schultergürtel notwendig.
- Für die Rumpfstabilisation ist ein tägliches intensives Bauch- und Rückentraining unentbehrlich.

Kleine Rückenschule

Die folgenden Übungen eignen sich grundsätzlich für jeden, der keine akuten Rückenschmerzen hat und der ein Rücken- und Rumpfkräftigungsprogramm zur Vorbeugung durchführen möchte. Ziel der funktionellen Muskelstärkung ist es, eine ausreichende Körperstatik zu fördern, die alle im Alltag auftretenden Belastungen möglichst beschwerdefrei ermöglicht.
Diese Workouts werden ohne Geräte und unabhängig von bestimmten Räumlichkeiten geübt. Eine Matte als Unterlage wäre gut, muss aber nicht unbedingt sein. Die sehr klassisch erscheinenden Übungen erfordern Konzentration und Konsequenz in der Durchführung.

So machen Sie's richtig:

- Wärmen Sie sich zunächst gründlich auf.
- Trainieren Sie langsam und genau, halten Sie jede Position bis zu 20 Sekunden.
- Holen Sie nicht Schwung und weichen Sie dem geforderten Bewegungsablauf auf keinen Fall aus.
- Beginnen Sie zunächst mit 5 bis 10 Wiederholungen.
- Wenn Sie merken, dass Ihre Muskeln ermüden, machen Sie eine Pause und wechseln dann zur nächsten Übung.
- Notieren Sie die Anzahl der Wiederholungen und steigern Sie diese beim nächsten Mal.
- Wenn Sie die Einzelübungen beherrschen, können Sie sie auch dynamisch durchführen: 2 Sekunden anspannen, 2 Sekunden entspannen.
- Lassen Sie dieses Training am besten zu einer regelmäßigen Gewohnheit in Ihrem Alltag werden.

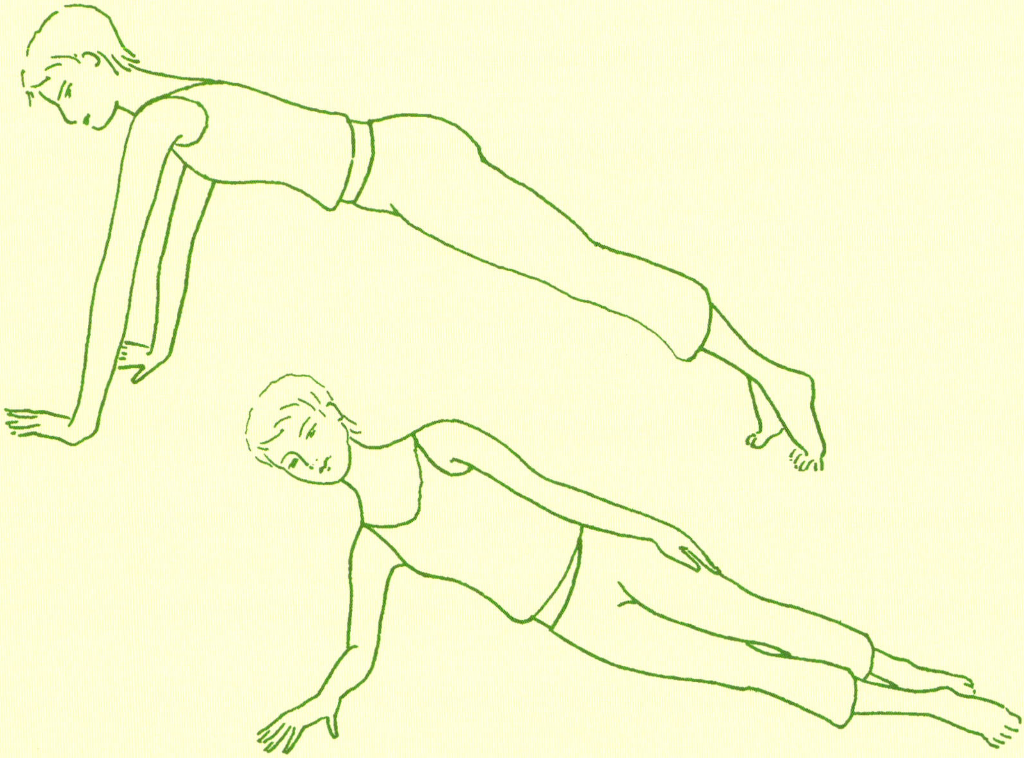

Liegestütz

Das perfekte Training für den Oberkörper, bei dem die Brust-, Schultergürtel-, Arm- und Rückenmuskeln gekräftigt werden.

So geht's: Der gesamte Körper ist von Kopf bis Fuß gespannt und gerade; die Fingerspitzen zeigen leicht nach innen, die Ellenbogen sind etwas gebeugt, die Füße stehen hüftbreit; halten Sie diese Position.

Variante: Senken Sie den Oberkörper und gehen Sie wieder hoch. Wenn Sie die Arme mehr als schulterbreit aufsetzen, wird die Brustmuskelkräftigung verstärkt.

Seitstütz

Kräftigung aller stabilisierenden Muskeln des Schultergürtels, der Arme sowie der Bauch- und Rückenmuskulatur; Koordination und Gleichgewichtssinn werden verbessert.

So geht's: Der Unterarm liegt auf dem Boden, Körper und Beine bilden eine gerade Linie und sind angespannt. Das Gesäß darf den Boden nicht berühren. Atmen Sie tief und ruhig.

Fehler vermeiden: Achten Sie auf eine korrekte Haltung, knicken Sie im Schulterbereich nicht ein und lassen Sie die Wirbelsäule im Lendenbereich nicht durchhängen.

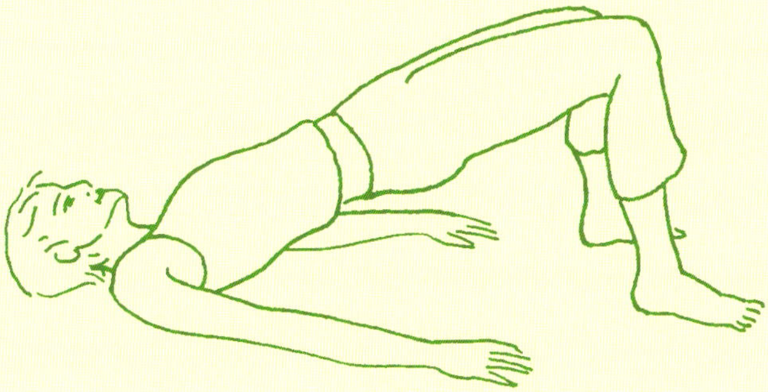

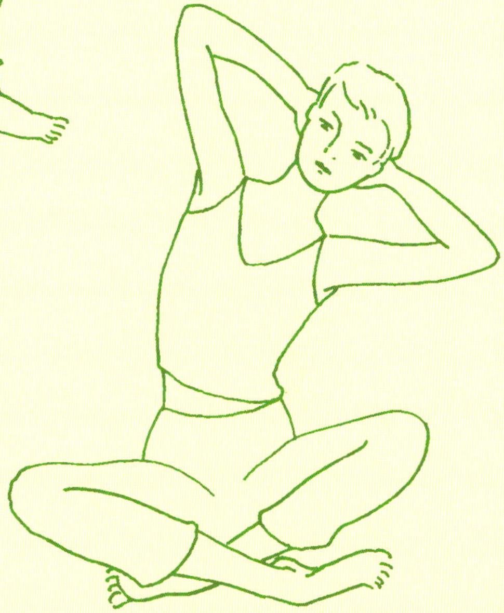

Rumpfstütz

Sie erzielen eine Kräftigung der Gesäß- und Lendenwirbelsäulenmuskulatur. Auch die Beine werden gestärkt.

So geht's: Aus der Rückenlage heben Sie das Gesäß an und bringen es langsam in die Endposition. Die Arme liegen ausgestreckt auf der Unterlage. Sie halten die Körperspannung.

Variante: Die Übung kann auch dynamisch ausgeführt werden, indem Sie das Gesäß anheben und dann wieder senken, aber nicht auf den den Boden bringen; danach geht der Po gleich wieder hoch.

Seitdehnung

Die Dehnung der Rumpfmuskulatur verbessert Ihre gesamte Haltung. Gerade wenn Sie viel sitzen müssen, sorgt dieses Workout für eine Lockerung des Oberkörpers.

So geht's: Sie sitzen aufrecht im Schneidersitz und falten die Hände hinter dem Kopf; nun neigen Sie Kopf und Schultergürtel im Wechsel nach rechts und links.

Fehler vermeiden: Der Rücken darf nicht nach vorne kippen; die Ellenbogen sollen nicht nach vorne zeigen, sondern zur Seite.

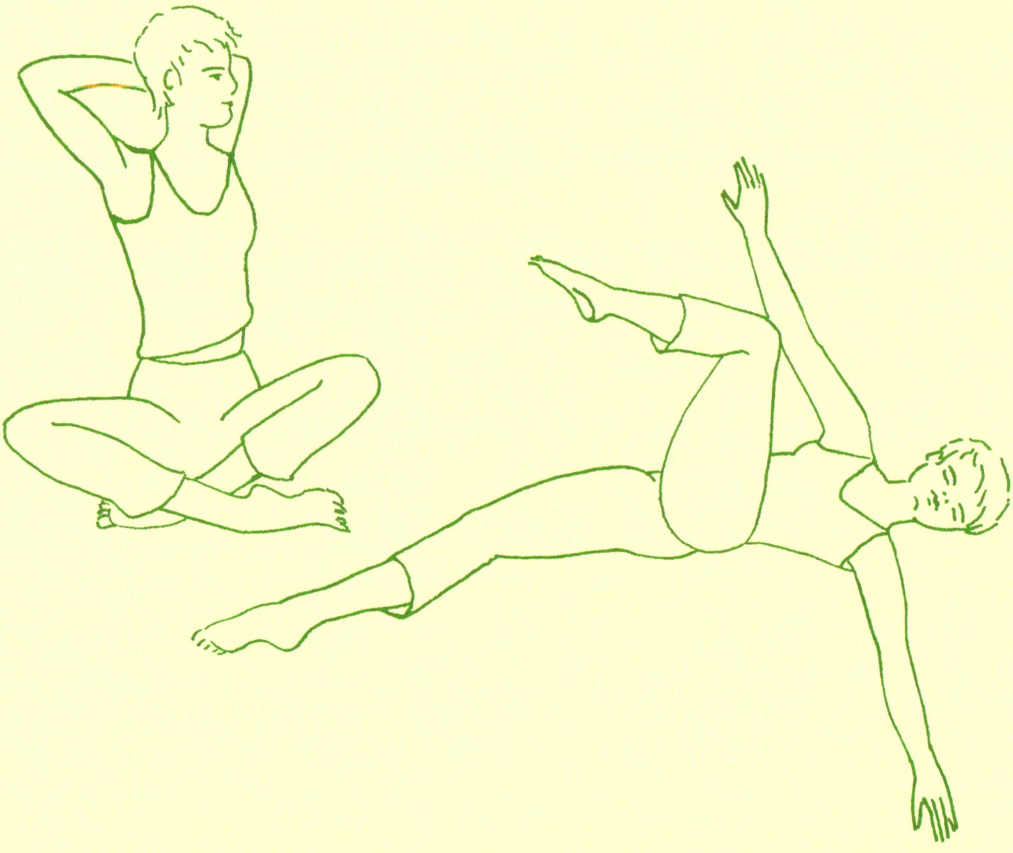

Seitdrehung

Die Drehung des Rumpfes mobilisiert die Wirbelsäule und macht sie geschmeidig.

So geht's: Im Schneidersitz falten Sie wieder die Hände hinter dem Kopf; diesmal drehen Sie Kopf und Schultergürtel im Wechsel nach links und nach rechts; der Rücken bleibt dabei gerade. Die Ellenbogen dürfen nicht nach vorne zeigen, sie sollen seitlich mitdrehen.

Variante: Sie können auch die Arme locker auf die Knie legen und den Kopf abwechselnd langsam nach links und nach rechts drehen. Dies entspannt Ihre Halsmuskulatur.

Krokodil

Lockert die Wirbelsäule vor allem im Lendenbereich; hilft, Belastendes loszulassen.

So geht's: Legen Sie sich auf den Rücken und strecken Sie die Arme in T-Position zur Seite aus; winkeln Sie ein Bein an und ziehen Sie das Knie diagonal zur entgegengesetzten Schulter; legen Sie es dann wieder ab. Machen Sie dasselbe mit dem anderen Bein.

Variante: Sie können auch beide Beine beugen und abwechselnd links und rechts ablegen. Führen Sie die Bewegungen langsam und vorsichtig aus.

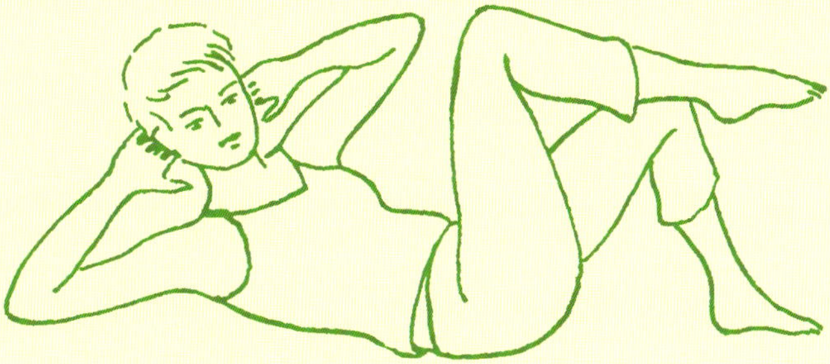

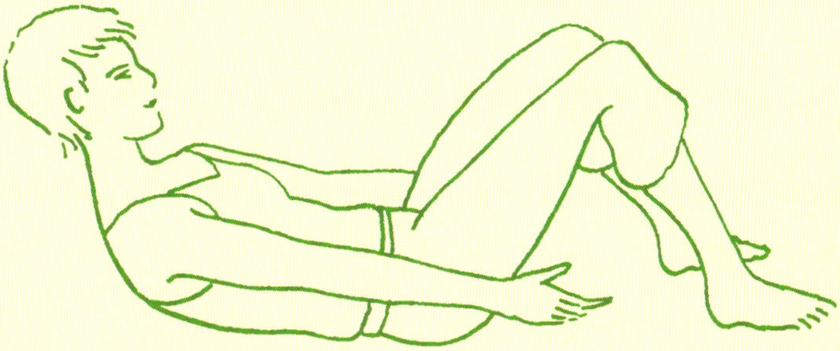

Bauch-Rumpf-Kräftigung

Damit trainieren Sie Ihre schrägen Bauchmuskeln, die für eine schlanke Taille und auch für eine bessere Haltung sorgen.

So geht's: Sie legen sich auf den Rücken, winkeln die Beine an und falten die Hände hinter dem Kopf; der rechte Ellenbogen zieht zum linken Knie, dann zieht der linke Ellenbogen zum rechen Knie.

Fehler vermeiden: Achten Sie darauf, dass Ihre Ellenbogen stets zur Seite zeigen und nicht nach vorne; führen Sie die Übung in mäßigem Tempo durch.

Bauchmuskelübung

Nun trainieren Sie die geraden Bauchmuskeln; mit einem flachen Bauch machen Sie grundsätzlich eine bessere Figur.

So geht's: Die Beine sind in Rückenlage angestellt, die Arme leicht angehoben, die Hände nach außen gedreht; Sie schieben nun die Arme nach vorne, in Richtung Füße, Ihr Bauch spannt sich an.

Variante: Schieben Sie die Hände abwechselnd auf die linke und rechte Seite hoch, bis eine spürbare Spannung im Bauch auftritt; damit kräftigen Sie die schrägen Bauchmuskeln.

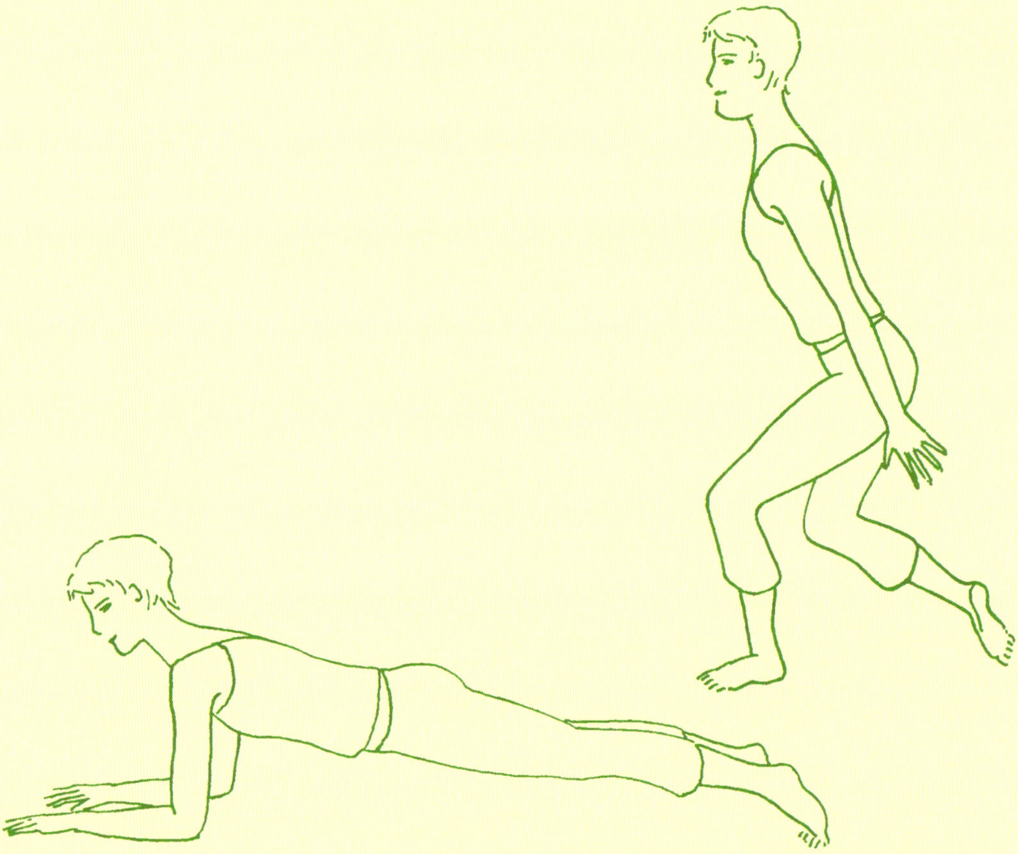

Schulter-Rumpf-Kräftigung

Sie stärken hier nicht nur die Muskulatur von Schultergürtel und Rumpf, sondern auch die der Arme und Fußgelenke.

So geht's: Aus der Bauchlage gehen Sie in den Unterarmstütz; Sie heben das Becken an, bis Rumpf und Beine eine Gerade bilden, die Zehen sind aufgestellt; halten Sie die Position. Vergessen Sie nicht, hinterher ein wenig zu entspannen.

Variante: Etwas schwerer wird die Übung, wenn Sie ein Bein anheben; dann ist das andere Bein dran.

Einbein-Kniebeuge

Um einen stabilen Rücken zu bekommen, sollte nicht nur die Bauchmuskulatur gestärkt werden, auch gut trainierte Beine geben Halt.

So geht's: Beugen Sie das Standbein leicht an und heben Sie das Spielbein ein wenig hoch. Je mehr Sie ins Knie gehen, desto schwerer wird die Übung und desto besser wird die Beinmuskulatur gekräftigt.

Fehler vermeiden: Falls Sie umzufallen drohen, können Sie einen Punkt vor sich an der Wand fixieren; das verleiht Ihnen mehr Standfestigkeit.

Unverzichtbar: die Schlussentspannung

Besonders wichtig für einen optimalen Übungseffekt ist eine erholsame Entspannung am Ende Ihrer Trainingseinheit. Der Wirbelsäule sowie der gesamten Muskulatur tut es gut, wenn sie nach den Übungen wieder entkrampft werden. Während der Ruhephase kommen Sie nicht nur in den Genuss zu spüren, wie Ihre Muskeln gelockert werden, sondern auch, wie Ihr Geist und Ihre Seele relaxen. All das ist ausschlaggebend für eine gelöste, gut tonisierte Muskulatur. Die folgende Bauchatmung, durch die Sie richtig Power tanken können, sollten Sie sich auch im Alltag immer wieder zwischendurch einmal gönnen. Setzen Sie sich in diesem Fall aufrecht auf einen Stuhl.

Abschalten mit der tiefen Bauchatmung

Sie befinden sich in Rückenlage auf Ihrer Übungsmatte. Um Nacken und Kopf so gut wie möglich entspannen zu können, legen Sie ein kleines Kissen unter. Eine Rolle unter den Kniekehlen lässt Sie noch bequemer liegen und entlastet Ihr Kreuz. Sie dürfen aber auch die Beine anstellen, wenn Ihnen das angenehmer ist.

Geben Sie jetzt beide Hände auf den Bauch und spüren Sie, wie sich dieser bei der Einatmung mitsamt den Händen hebt und weitet. Bei der Ausatmung, die wesentlich länger ist als die Einatmung, senken sich Bauch und Hände wieder. Mit jeder tiefen Ausatmung können Sie alles loslassen, was Sie belastet, alle Sorgen und Ängste. Sie entspannen tiefer und tiefer. Aufkommende Gedanken lassen Sie einfach vorüberziehen wie Wolken im Wind …

Starke Füße

Ihre Füße tragen viel Verantwortung.

Ab Seite 74 haben Sie schon einiges darüber gelesen. Hier gebe ich Ihnen noch ein paar fußgesunde Tipps für jeden Tag, damit Ihre Füße stark und belastbar bleiben:

- Lassen Sie keine Gelegenheit aus, um Ihre Füße zu kräftigen: Schon morgens beim Zähneputzen z.B. können Sie sich auf die Zehenspitzen stellen und die Füße ein paar Mal nach links und nach rechts kreisen, ohne dabei die Fersen aufzusetzen. Das stärkt Ihre Zehen-, Fuß- und Beinmuskeln.
- Legen Sie den Weg zur Arbeit, zum Bus oder zum Auto mit betont federnden Schritten zurück. Fahren Sie viel Rad und nehmen Sie das Auto nur, wenn es notwendig ist.
- Benutzen Sie grundsätzlich nie den Aufzug, viel besser ist es, die Treppen zu Fuß nach oben zu laufen. Das regt Ihren Kreislauf an und kräftigt obendrein noch Ihre Fuß- und Beinmuskeln.
- Auch am Schreibtisch oder vor dem Fernseher können Sie Ihre Füße trainieren, etwa indem Sie die Beine ausstrecken und mit den Fußgelenken kreisen oder die Zehen anziehen und dann wieder strecken.
- Massieren Sie Ihre Füße hin und wieder, indem Sie sie im Sitzen oder im Stehen mit leichtem Druck über einen Tennis- oder Noppenball gleiten lassen. Das stimuliert die zahlreichen Reflexzonen und fördert die Durchblutung.

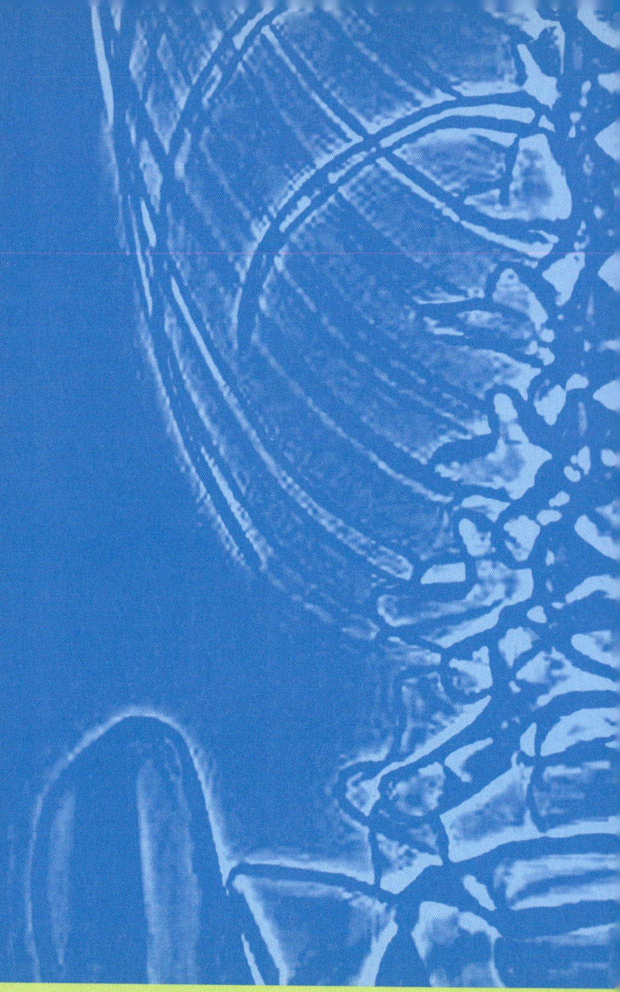

5] Trotzdem Rückenprobleme?

So stabilisieren Sie Ihre Wirbelsäule

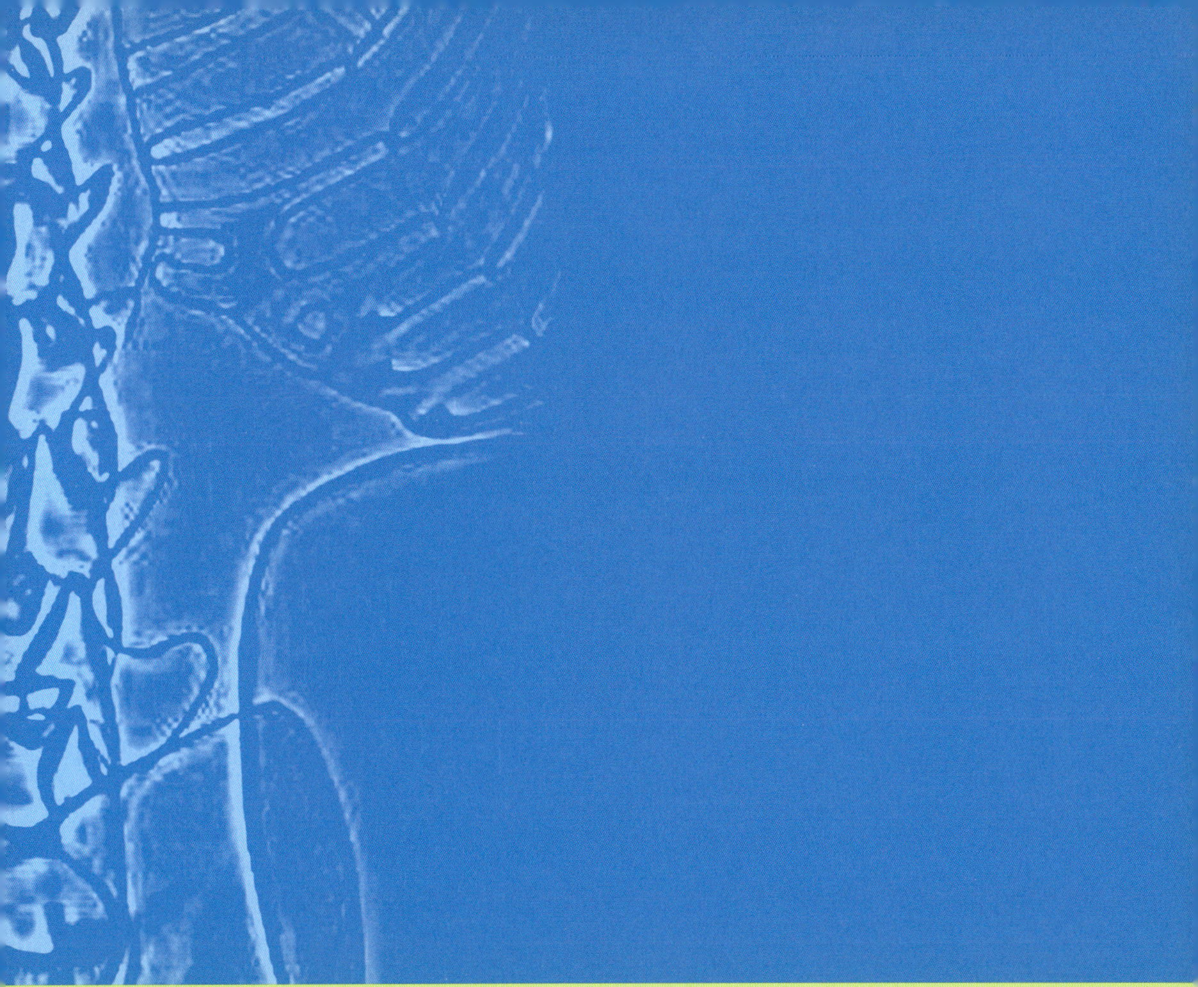

Nie mehr Rückenschmerzen? Wenn Sie regelmäßig zum Nordic Walking gehen, sind Sie auf dem richtigen Weg. Aber auch Aqua-Jogging oder die sehr wohltuende Massaggio d'amore mit einem Partner halten Ihre Wirbelsäule stabil. Energetische Blockaden lassen sich auf sanfte Art durch fernöstliche Heilmethoden wie Akupressur, Dermapunktur und Ayurveda lösen.

Nur keine Panik: So bleibt Ihr Rücken fit

Um auch in höherem Lebensalter schmerzfrei, fit und gesund zu sein, ist viel Aufklärung notwendig. Machen Sie sich vor allem nicht zu große Sorgen, wenn Sie von Rückenschmerzen geplagt werden. In den meisten Fällen ist alles nur halb so schlimm. Ganz besonders wichtig ist, dass Sie sich viel bewegen und Ihr Leben mit sinnvollen Aktivitäten anfüllen, die Ihnen Spaß machen.

Weil die Ursachen von Wirbelsäulenproblemen ganz besonders komplex sind, haben sich internationale Kommissionen gebildet, die international gültige Leitlinien zum Rückenmanagement aufgestellt haben. Über 80 Prozent der Rückenschmerzen sind nach Erkenntnis dieser Kommissionen der Gruppe »unspezifischer Rückenschmerz« zuzuordnen.

Bei den meisten Patienten mit Rückenschmerzen können keine schmerzauslösenden körperlichen Strukturen diagnostiziert werden.

Die Schmerzen haben oft auch psychosomatische oder psychosoziale Ursachen. Immerhin erholen sich 40 Prozent der Patienten mit akuten Rückenschmerzen innerhalb von vier bis acht Wochen. Welche Therapieform nun am besten geholfen hat, weiß man allerdings nicht genau.

Hilfreicher Stufenplan

Auf jeden Fall ist es notwendig, dass Menschen, die von Rückenproblemen geplagt werden, zunächst Beruhigung erfahren. Es wird daher empfohlen, die Betroffenen über ihr Leiden genau aufzuklären und ihnen stufenweise die Angst zu nehmen.

Diese fünf Tipps helfen:

1. Akuter Rückenschmerz ist kein ernsthaftes Problem.
2. Rasche Besserung ist zu erwarten.

3. Einfache Schmerzmittel, Antirheumatika ohne Kortison (NSAR) und muskelrelaxierende Medikamente helfen.
4. Bettruhe und Schonung über einen längeren Zeitraum sind kontraindiziert, das heißt nicht angebracht; die normale Alltagsaktivität sollte möglichst bald wieder aufgenommen werden.
5. Vorbeugend, damit ein solches Ereignis nicht so schnell wieder auftritt, wird zur Haltungs- und Rückenschulung, zum Auftrainieren der Muskulatur (Flexibilität, Kraft und Koordination) und zu einer Verbesserung der Gesamtfitness geraten.

Red flags – ernst zu nehmende Symptome

Schon bei der ersten Konsultation durch den Arzt wird der Rückenschmerzpatient nach Krankheitszeichen, die schwerwiegende Konsequenzen haben könnten, den sogenannten Red flags (roten Flaggen), befragt. Dazu gehören Symptome wie Fieber, Gewichtsverlust, Verschlechterung des Allgemeinzustandes, Depressionen, Hinweise auf bösartige Erkrankungen wie auch radikuläre Schmerzen, das heißt klare Symptome, die auf eine kaum vorkommende Quetschung des Nerven hindeuten oder auf das extrem seltene »Cauda-equina-Syndrom«, das eine sofortige Operation dringend erforderlich machen würde.

Wenn die Rückenschmerzen nicht verschwinden

Falls anhaltende Schmerzen in einem Alter unter 20 oder über 50 Jahren bei bisher »leerer« Rückenanamnese, also ohne vorherige Beschwerden, auftreten, weht ebenfalls die rote Flagge. Ein akuter Bandscheibenvorfall, der sofortige Konsequenzen nach sich ziehen würde, verursacht zumeist äußerst peinigende, auch mit Schmerzmitteln nicht einzudämmende Schmerzen, die in einen Arm oder in ein Bein ausstrahlen und mit Lähmungsanzeichen verbunden sind.
Bei unspezifischem, jedoch anhaltendem Rückenschmerz sollte spätestens nach Ablauf von drei Wochen die Überweisung zum Facharzt (Orthopäden, Neurologen, Neurochirurgen) erfolgen. Dieser wird dann weiterführende Untersuchungen wie Kernspintomographie oder Computertomogramm einleiten, um eindeutig feststellen zu können, inwieweit Rückenmark oder Nervenstrukturen beeinträchtigt oder gar beschädigt wurden. Ist nach einer sechswöchigen Schmerzepisode immer noch keine Besserung eingetreten, so müssen die Diagnose überprüft, Befunde und Daten neu bewertet werden. Bereits in dieser Phase zeigt die Schmerzentwicklung eine Neigung, chronisch, also dauerhaft, zu werden.

Yellow flags – Schmerzursachen im Umfeld

Neuseeländische Rückenschmerz-Leitlinien weisen mit der Einführung von »Yellow

Wann zum Hausarzt?

Sind akute Kreuzschmerzen nach einer Woche nicht deutlich abgeklungen, so ist es ratsam, nun den Hausarzt aufzusuchen. Bis zu drei Wochen anhaltende Schmerzen können von ihm behandelt werden. Er nimmt eine Basisdiagnostik vor und leitet eine Basistherapie ein.

flags« (gelben Flaggen) auf die Bedeutung von psychosozialen Problemen ausführlich hin und betonen damit, dass die psychosozialen und die arbeitsplatzbedingten Chronifizierungsfaktoren nach wissenschaftlich gesicherten Erkenntnissen die einzigen Ursachen für den dauerhaften Rückenschmerz sind.

Dennoch ist es weiterhin erforderlich, nach möglichen anderen Red flags, also nach ernst zu nehmenden Symptomen, zu suchen, denn auch Erkrankungen des Brust- und Bauchraums, zu denen Lungen-, Eingeweide- und gynäkologische Erkrankungen zählen, können Rückenschmerzen auslösen. Zwei Fälle aus meiner Praxis bestätigen dies: Nach Wochen vergeblicher Bemühungen, die Schmerzen zweier Patienten zu beseitigen, traten auf einmal ein Nierenstein sowie ein Bandwurm zutage. Die Rückenschmerzen waren jeweils schlagartig verschwunden.

Schmerzfrei im Alter

Um Ihr Leben auch in späteren Jahren noch fröhlich, aktiv und voller Schwung gestalten zu können, sollten Sie Ihrem Körper die Zuwendung geben, die er braucht. Vielleicht ist es gerade für Sie vonnöten, sich ein neues Körper-, Muskel- und Seelen-Bewusstsein zu erarbeiten? Dies ist nämlich der Schlüssel zur (Rücken-)Gesundheit und damit zur Schmerzfreiheit.

Gemäß den Motti »take it easy« (nimm's leicht) und »keep smiling« (lächle) sollten Sie die bisher tierisch ernst genommenen Bemü-

Gute und schlechte Einflüsse für den Rücken

Günstig wirken sich aus:

- Alter unter 50 Jahren
- gute Bildung und qualifizierte, erfüllende Arbeit
- sicherer Arbeitsplatz
- Abwechslung
- gutes allgemeines Wohlbefinden (wenig Stress, wenig Lebensprobleme)
- guter Trainingszustand (kräftige Rumpfmuskulatur)
- allgemein gute Gesundheit
- wenig bis kein Nikotinkonsum
- ausreichend Bewegung
- genügend Durchsetzungskraft
- gute Selbstkontrolle und günstige Selbstprognose
- keine Panikmache oder Angst

Ungünstig wirken sich aus:

- Alter über 50 Jahre
- bereits schlimme Schmerzepisoden an der Wirbelsäule (Schmerzausstrahlung ins Bein als Zeichen der Nervenwurzelreizung)
- schwere Arbeit
- Vibrationsexposition (z. B. Hubschrauberpiloten oder Traktorfahrer)
- monotone Drehbewegungen, am ungünstigsten mit gleichzeitiger Vorneigung
- konstant starre Haltung
- zu viel Stress
- zu viel Nikotin
- belastende psychosoziale Faktoren wie Angst, Depressionen, familiäre und berufliche Probleme

hungen um die eigene Gesundheit aufgeben und mehr zu spielerischen, entspannenden, aber dennoch sinnvollen Gesundheitsübungen übergehen.

Finden Sie immer wieder Ihre Balance

Fassen wir die Ratschläge für ein Leben ohne Rückenschmerzen bis ins hohe Alter noch einmal zusammen: Sie benötigen gewisse Grundkenntnisse über Ihren eigenen Körper und dessen Funktionen, damit Sie verstehen, wie Sie mit Ihrer Wirbelsäule, Ihren Gelenken und Ihrem gesamten Organismus optimal umgehen, um sie möglichst schmerzfrei zu erhalten.
Da Körper und Seele untrennbar miteinander verbunden sind und sich rund um die Uhr, auf Erden oder im Weltraum, aufeinander abstimmen, ist es an der Zeit, dass Sie sich um Ihre eigene Seele kümmern. Körper und Seele fühlen sich nur dann wohl, wenn sie in der Balance sind. Zum Training der inneren und äußeren Balance ist es erforderlich, dass Sie das, was aus dem Gleichgewicht geraten ist, zunächst wieder in Bewegung bringen. Denn Bewegungs- und Belastungsreize in ausreichender Menge sind für uns lebensnotwendig.

Bleiben Sie locker und stets in Bewegung

Die Muskulatur am Stütz- und Bewegungsapparat ist nicht nur unser Fortbewegungsmotor, sondern ihr Spannungszustand, der Muskeltonus (siehe Seite 28) ist gleichzeitig Signalgeber für unser inneres Spannungsbefinden. Unsere Muskulatur ist allerdings auch das Medium, um innere Verkrampfungen zu lösen.

Bewegung ist für jedes Lebewesen, egal ob es im Wasser, auf dem Boden oder in der Luft existiert, ein Lebenselixier.

Auch wenn Sie vielleicht meine Idee mit dem bewegten Büro (siehe Seite 88) ein wenig belächeln, bin ich ernsthaft der Meinung, dass man alle alten, verstaubten Konventionen abstreifen muss, neue Wege gehen und dem Büromenschen gesunde Lebens- und Verhaltensweisen zeigen sollte. Vielleicht lassen sich diese Angebote noch nicht in jedem Büro umsetzen, aber in Ihrem »Office at home« ist dies doch sicher möglich.

Locker bleiben: Stretching

Eine weitere Möglichkeit, um locker zu bleiben und die Muskeln zu entkrampfen, ist die folgende kleine Auswahl an Dehnübungen. Solche Bewegungseinheiten sollten Sie unbedingt regelmäßig in Ihren Alltag einbauen, um bis ins hohe Lebensalter so flexibel wie möglich zu bleiben.
Vergessen Sie vor allem nicht, sich vorher etwa fünf bis zehn Minuten gründlich aufzuwärmen. Das Warm-up erleichtert Ihnen außerdem das Abschalten vom Alltag und hilft, Spannungen abzubauen. Spielerische Aufwärmformen, am besten mit flotter Musik, sorgen für Kurzweil. Sie können sich beispielsweise mit Handgeräten wie einem (Tennis-)Ball, einem Seil oder einem Luftballon aufwärmen. Ihrer Fantasie sind hier keine Grenzen gesetzt.

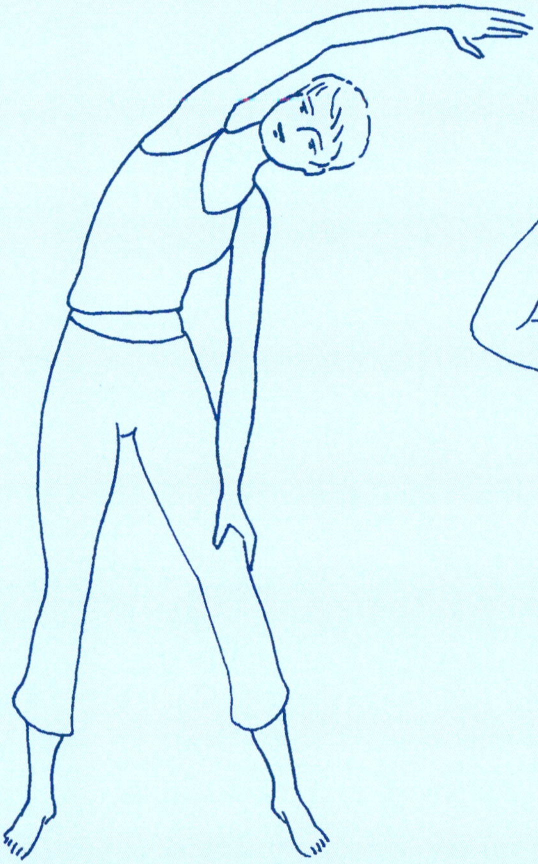

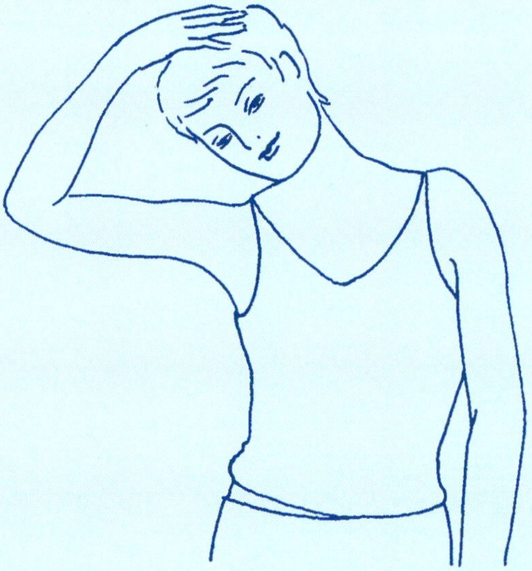

Seitbeuge

Damit dehnen Sie die Seitenmuskulatur des Rumpfes. Machen Sie beim Stretching nie ruckartige Bewegungen!

1] Sie stehen im Grätschstand, heben die Hände nach oben und ziehen diese himmelwärts.

2] Nun beugen Sie sich sanft in der Taille seitwärts und halten den Arm gerade über den Kopf. Die andere Hand können Sie auf die Hüfte oder seitlich ans Knie legen (siehe Abbildung). Bleiben Sie 10 bis 15 Sekunden im Stretch und gehen Sie dann langsam wieder nach oben.

Seitneige des Kopfes

Zunächst spannen Sie die Halsmuskeln an, dann dehnen Sie diese. Damit wirken Sie Verspannungen im Nackenbereich entgegen.

1] Beugen Sie den Kopf seitwärts, legen Sie die Hand der gleichen Seite auf den Kopf und drücken Sie diesen gegen den Widerstand der Hand. Sie halten die Spannung 15 bis 20 Sekunden.

2] Nun ziehen Sie den Kopf mit der Hand vorsichtig zur Seite (siehe Abbildung). Sie halten die Dehnung wieder 15 bis 20 Sekunden und geben den Kopf dann langsam zurück in die Mitte.

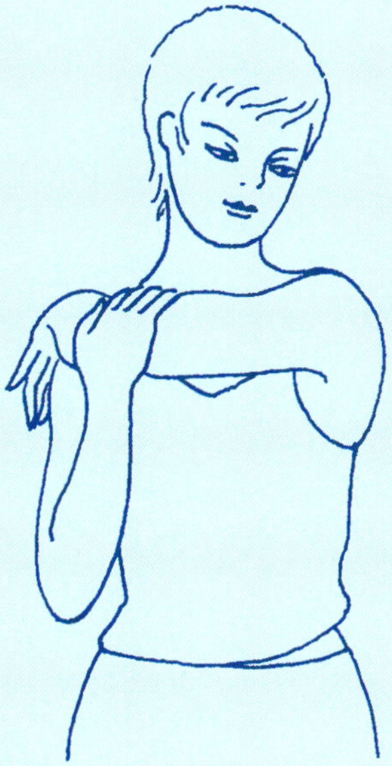

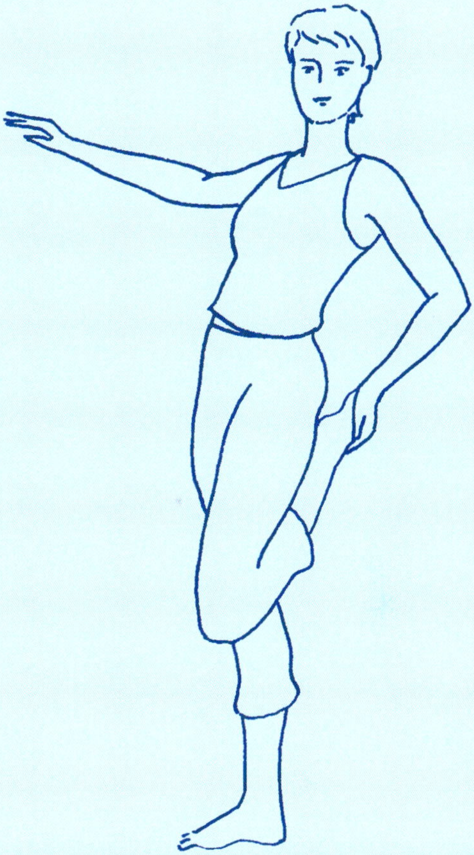

Schulter-Dehnung

Mit dieser Dehnübung lockern und kräftigen Sie Ihre hintere Schultermuskulatur.

1] Spannen Sie die Muskeln 10 bis 15 Sekunden an, indem Sie den Ellenbogen quer über die Brust zur anderen Schulter hin kreuzen und gegen den Widerstand Ihrer Hand, die den Ellenbogen abstützt, pressen.

2] Nun stretchen Sie die Muskulatur: Sie drücken den Ellenbogen so weit es geht mit der Hand des anderen Arms gegen die andere Schulter. Halten Sie die Dehnung 10 bis 15 Sekunden.

Oberschenkel-Dehnung

Diese Übung beugt im Hüftgelenk und streckt im Kniegelenk.

1] Hinter Ihnen steht ein Hocker: Auf einem Bein stehend setzen Sie den Fuß des anderen Beins mit gebeugtem Knie nach hinten darauf. Pressen Sie den Fuß nach unten.

2] Beugen Sie dann den Unterschenkel des Beins, das Sie angespannt haben, im Kniegelenk nach hinten und fassen Sie mit der Hand um den Rist. Ziehen Sie den Fuß nach hinten hoch, bis die Ferse den Po berührt. Sie spüren eine Spannung an der Vorderseite des Oberschenkels.

Die Inversionstherapie

Nicht alles ist für jeden gut. Wir Menschen sind nun mal so gebaut, dass wir den Kopf tragen und ihn nicht wie die Fledermäuse nach unten hängen lassen. Bei der sogenannten Inversionstherapie werden wir aber doch kurzzeitig zu Fledermäusen und hängen kopfabwärts, an den Füßen gut fixiert. Es handelt sich hier um eine wirklich ungewöhnliche Art der Behandlung, die allerdings therapeutisch sehr gut wirksam ist, auch vorbeugend.

Sie mag vielleicht gefährlich klingen, und man sollte sich auf jeden Fall erst langsam an sie gewöhnen, aber sie ist weitaus harmloser, als Sie denken. Dennoch will ich unbedingt die Kontraindikationen erwähnen (siehe Kasten), damit Sie, falls Sie an bestimmten Erkrankungen oder Beschwerden leiden, von dieser Behandlungsmethode besser absehen.

Alles auf den Kopf gestellt für einen gesunden Rücken

Nachdem man sich besonders in den USA mit Hilfe speziell angefertigter Stiefel kopfabwärts an einer Stange oder an einer Sprossenwand eingehängt hatte, war man hier in Europa lieber zur »Inversionsschaukel« oder »Schwerkrafthängeliege« übergegangen, die man selbstständig, ohne fremde Hilfe bedienen kann. Aus ihr vermag man sich jederzeit wieder zu befreien. Fragen Sie sich jetzt, was mit dieser Foltermethode eigentlich erreicht werden soll?

Kopfüber gesund werden? Die Streckung und Dehnung in dieser Position ist in der Tat eine echte Wohltat für den Rücken.

Wir haben uns zu einem klaren Weg bekannt: Ohne Rückenschmerzen bis ins hohe Alter. Deshalb gilt das Hauptansinnen der Gesunderhaltung unserer Wirbelsäule und

Nicht immer anwendbar

Es gibt einige Erkrankungen, Beschwerden und medikamentöse Behandlungen, bei denen man die Inversionsmethode nicht oder nur nach Konsultation eines mit dieser Methode vertrauten Arztes anwenden sollte. Dazu gehören:

- **Augenprobleme wie** beispielsweise Glaukom, Netzhautablösung und Bindehautreizung (Konjunktivitis);
- **Herz-Kreislauf-Erkrankungen,** die unter ärztlicher Aufsicht behandelt werden müssen; hoher Blutdruck (Hypertonie); Schlaganfall, der erst kurze Zeit zurückliegt oder gelegentlich Durchblutungsstörungen verursacht; Zerebralsklerose; bei Gebrauch von Blutverdünnungsmitteln einschließlich hoher Dosen Aspirin;
- **Schwierigkeiten mit dem Bewegungsapparat** wie etwa schwache Knochen (Osteoporose); Leistenbruch und Knochenbrüche, die erst vor kurzem verheilt sind; Nägel im Knochenmark; künstliche Hüftgelenke oder andere operativ eingesetzte orthopädische Stützen; Wirbelsäulenverletzungen; akut angeschwollene Gelenke;
- **Infektionskrankheiten wie** Mittelohrentzündung.

deren Muskeln, Bänder, Bandscheiben und Gelenke, eine gute Durchblutung und Durchströmung mit Lymphe eingeschlossen. Die Streckung des Rückens tut gut. Dies haben Sie selbst schon erlebt: Sie strecken sich nämlich ganz automatisch, wenn Sie müde und schlapp geworden sind, um Ihre Muskeln zu regenerieren.

Noch viel angenehmer: gestreckt werden

Bequemerweise lässt man sich strecken, denn schließlich soll einem ja Gutes widerfahren. Auch in der herkömmlichen physikalischen Therapie (Krankengymnastik) werden wir gestreckt. Die Halswirbelsäule wird beispielsweise mit einer »Glissonschlinge« ganz vorsichtig gedehnt. Durch das leichte Auseinanderziehen der einzelnen Halswirbel kommt es zu einer Entlastung der wichtigen Spinalnerven. Mit dem »Perlschen Gerät« kann man Kreuzschmerzen entgegenwirken. Zusätzlich arbeiten die Krankengymnasten noch mit den Händen. Die Streckung soll kontinuierlich, periodisch oder rhythmisch erfolgen. Früher fand derlei Behandlung auf dem »Streckbett« statt.
Schmerzen lassen durch Streckung und Dehnung nach. Als logische Folge ergibt sich daraus, dass Sie durch Strecken und Dehnen Schmerzen auch vorbeugen können.

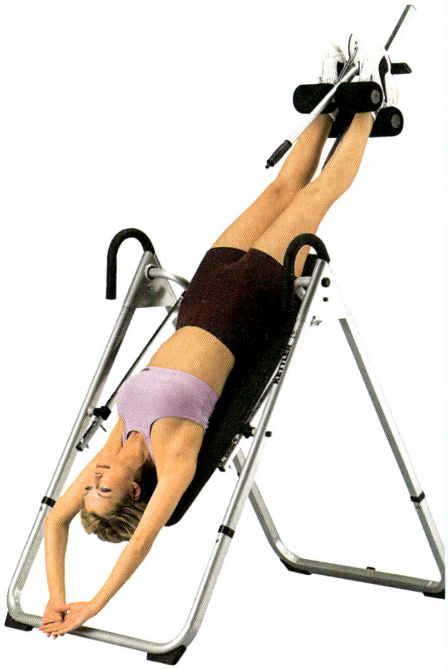

Die Über-Kopf-Lage

Sie wird von Fachleuten wie Sportärzten und Orthopäden zur Entlastung der Bandscheiben und zur Vorbeugung gegen Rückenschmerzen sowie Muskelverspannungen empfohlen. Keine Sorge, solche Geräte, mit denen Sie in der Umkehrhaltung gestreckt werden, sind gut gesichert.

Probieren Sie es gleich selbst aus

Legen Sie sich auf den Rücken, ziehen Sie die Beine so weit an, dass die Kniegelenke in etwa einen 90-Grad-Winkel bilden, und lassen Sie sich genussvoll von Ihrer Frau, Ihrem Mann, einer Freundin oder einem Freund »in die Länge ziehen«. Die Person umfasst dabei Ihre Kniegelenke oberhalb der Kniescheiben mit gefalteten Fingern, streckt die Arme und zieht sanft fußwärts.
Wenn diese Dehnung korrekt ausgeführt wird, verspüren Sie sofort eine Entlastung und eine befreiende Zugwirkung im Lendenbereich. Falls Sie bereits leichte Beschwerden haben, lassen diese rasch nach.

Optimal: eine Minute kopfüber verharren

Sie haben bereits gelesen, dass die Bandscheiben Flüssigkeit aufnehmen, wenn sie entlastet werden, z. B. im Liegen (siehe Seite 22). Dadurch können sie regenerieren. Verkrampfte Muskeln sind verkürzt und schlecht durchblutet. Es sammeln sich Schlackenstoffe – vorwiegend Kohlendioxid und Milchsäure – darin an, die Schmerzen auslösen.
Wissenschaftliche Untersuchungen ergaben, dass bei einer Streckzeit von nur zehn Sekunden in der Fledermaushaltung die elektromyographische Aktivität des Muskels über 35 Prozent nachließ und Schmerzen um ein Drittel reduziert wurden. Schließlich kam man zu dem Ergebnis, dass zur maximalen Wirbelsäulenstreckung und optimalen Schmerzreduzierung etwas mehr als eine Minute Inversionszeit benötigt wird. Die Inversion (Umkehrung) fördert die Entschlackung der Muskeln.

Einfach besser fühlen

Ein 54-jähriger Patient, der mehrmals täglich auf einer sogenannten Rückenschaukel in die Umkehrhaltung geht, weil er an Bluthochdruck und Rückenschmerzen leidet, erzählte mir einmal Folgendes: »Ich benutze die Rückenschaukel drei- bis viermal täglich und kippe dabei nie weiter als 45 Grad kopfabwärts hinunter. Ich wende dieses Training je nach Bedarf drei bis 45 Minuten lang an. Mittlerweile brauche ich keine muskelentspannenden Medikamente mehr einzunehmen. Ich fühle mich jetzt auch zu hundert Prozent besser – und damit meine ich nicht nur, dass mein Rücken besser geworden ist.«

Auch Herz und Kreislauf profitieren

Während der Hängeprozedur wird auch das Herz-Kreislauf-System im wahrsten Sinne des Wortes auf den Kopf gestellt. Die Venen werden entstaut, es gelangt vermehrt Blut aus den Beinen und aus dem Unterleib zum Herzen. Von der Schwerkraft unterstützt, wird auch eine größere Menge an Blut und gleichzeitig Sauerstoff zum Gehirn gepumpt. Das Gehirn erlebt dadurch eine wohltuende Erfrischung, es kann schnellere und präzisere Leistungen erbringen.

Nützliche Vorschläge für die Inversionsbehandlung

Beginnen Sie diese Behandlungsmethode ganz langsam, damit Sie sich daran gewöhnen. Lernen Sie, sich dabei vollkommen auf Ihren Körper zu konzentrieren, kleine Veränderungen zu beobachten und regelmäßig zu üben. Lassen Sie Ihren Kopf nur so lange nach unten hängen, wie es Ihnen angenehm ist, und kommen Sie langsam wieder hoch. Kippen Sie zu Beginn höchstens um 15 bis 20 Grad nach unten. Der Kippwinkel sollte dann um wenige Grade so weit vergrößert werden, wie es Ihnen angenehm ist. Behalten Sie zunächst mindestens eine Woche lang einen Kippwinkel von 20 Grad bei. Sie brauchen den Kopf auch nicht völlig senkrecht nach unten hängen zu lassen, ein Kippwinkel zwischen 20 und 60 Grad ist ausreichend.
Sie können die Übungsdauer langsam, über mehrere Wochen oder sogar Monate hinweg, schrittweise von ein bis zwei Minuten auf etwa zehn Minuten steigern.

Erst wenn Sie sich an die Inversion gut gewöhnt haben, sollten Sie bestimmte Übungen, die auf Ihrem Gerät möglich sind, hinzufügen. Sie können zum Beispiel diesen Rhythmus einhalten: Den Kopf ein bis zwei Minuten nach unten hängen lassen, dann eine halbe Minute hochkommen. Wiederholen Sie dies so lange, wie Sie sich wohl fühlen. Die Regel sind 30 Minuten. Sie können dabei jeden beliebigen Kippwinkel einnehmen, Hauptsache, er ist Ihnen angenehm.
Achten Sie stets auf Ihre Körpersignale! Wenn Sie schwindlig werden, sind Sie möglicherweise zu schnell hochgekommen. Direkt nach dem Essen sollten Sie grundsätzlich keine Inversion betreiben.

Luxus: Osteopathie

Hin und wieder eine Selbstzahlersitzung tut jedem Rücken gut. »Die Osteopathie ist ein diagnostischer und manual-therapeutischer Ansatz, um die Fehlfunktion von Gelenk- und Gewebemobilität im Rahmen ihres Auftretens bei Krankheiten zu behandeln.« Diese Definition, die von der »Akademie für Osteopathie« in Belgien vertreten wird, betont die Bedeutung, die der Osteopath der Hand beimisst. Die Hand nimmt wahr, bewertet, fühlt, vergleicht, korrigiert und bewertet neu. Diese feine Wahrnehmung des Osteopathen, die aus der Hand regelrecht eine Verlängerung des Gehirns macht, nähert sich wahrlich der Kunst an.

Der Therapeut benötigt viel Einfühlungsvermögen

Begriffe wie »Verlagerung oder Verschiebbarkeit einer Struktur (Gelenk, Knochen) in einer Relation zu einer anderen Struktur« oder »Öffnen eines Gelenkes, etwa durch Traktion (Zug oder Dekompression, Entlastung)« umreißen nur andeutungsweise, was durch die Hand des Osteopathen geschieht. Wörter wie Hebe- und Schaukelbewegungen, Schraub- und Spiralbewegungen, Rotationen, Flexionen, Drücken und Loslassen, federnde Bewegungen, Nachfedern und Manipulieren schildern die Bemühungen, gestörte Funktionen zu korrigieren. Die Anwendung der Osteopathie erfordert jahrelange Erfahrung, ein sehr gutes Einfühlungsvermögen und die genaue Vorstellungskraft des Therapeuten. Wenn Sie bedenken, dass die Generalinspektion Ihres Autos weit mehr kostet als eine Serie an Sitzungen beim Osteopathen, dann sollten Sie sich diesen sinnvollen Luxus ruhig hin und wieder gönnen und sich vorbeugend behandeln lassen. Denn schließlich ist ein heiler Körper das wichtigste Gut, das wir haben können.

Massaggio d'amore

Bei der Durchsicht der Literatur stieß ich auf die sehr interessante »Massaggio d'amore« des italienischen Arztes und Psychologen Pierluigi Lattuada. Ich möchte Ihnen hier einen Auszug aus der »Massage der Liebe«, oder anders übersetzt »Massage durch den Partner«, präsentieren. Die folgenden Partnerübungen sind leicht durchzuführen.
Lattuadas Spezialwissen erstreckt sich über viele ganzheitliche Theraphiemethoden. Er schöpft aus der Bioenergetik und der Ayurveda-Massage ebenso wie aus den Shiatsu-Vibrationen, der Fußreflexzonenmassage und dem Rebalancing. Amore heißt nicht nur Liebe, sondern auch Verantwortung. So bekommt der Titel gleich eine ganz andere Bedeutung. Die Techniken ähneln der seriösen Thai-Massage, die Überdehnungen, Knetungen sowie Streckungen anwendet.

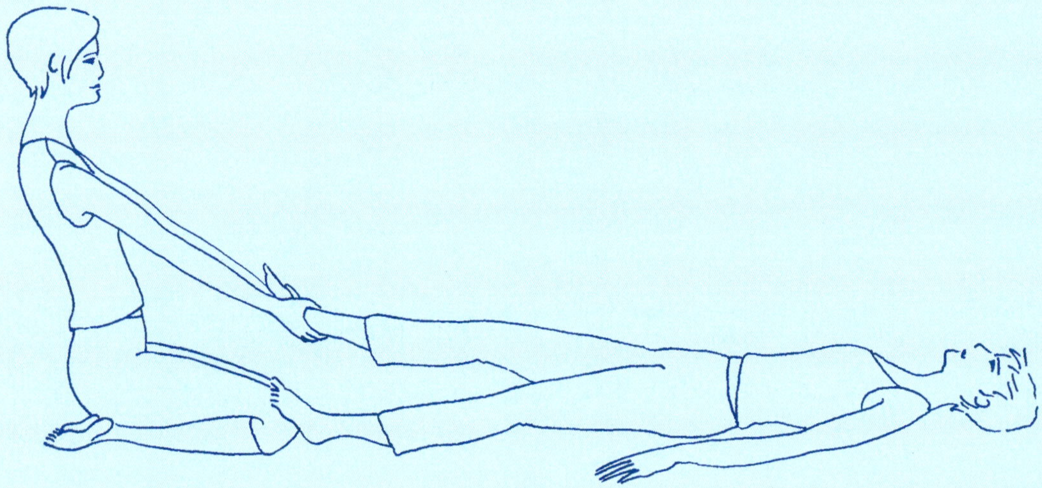

Rückenstreckung

Diese Traktion (Streckung) ist eine Wohltat für Ihren Rücken.

1] Sie befinden sich in bequemer Rückenlage auf der Übungsmatte. Ihr Partner kniet an Ihrem Fußende und umfasst mit beiden Händen die Fesseln Ihres Beins, seine Arme sind dabei gestreckt. Mit dem freien Fuß des anderen Beins stützen Sie sich an dessen Knie ab.

2] Ihr Trainingspartner neigt seinen Oberkörper nach hinten. So wird über seine beiden gestreckten Arme eine Dehnung Ihres Beins bewirkt. Das andere Bein wird auf gleiche Weise ganz sanft gedehnt.

Sie dürfen diese Übung nochmals wiederholen. Vergessen Sie nicht, dass auch Ihr Partner oder Ihre Partnerin in den Genuss dieser Rückenstreckung kommen sollte.

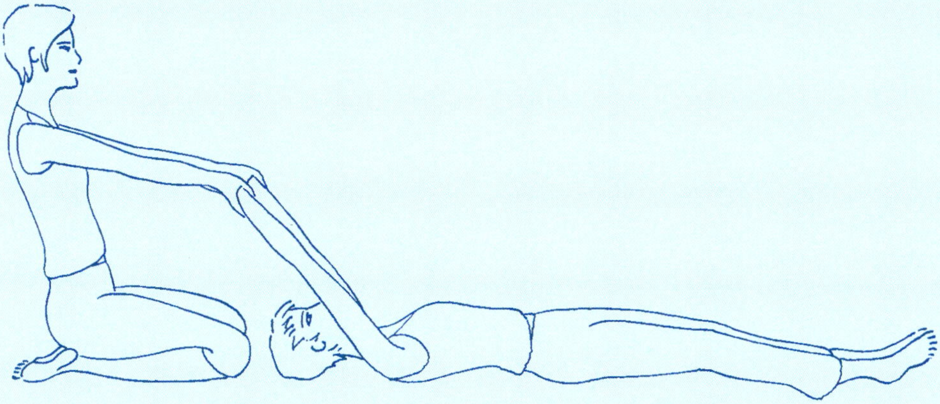

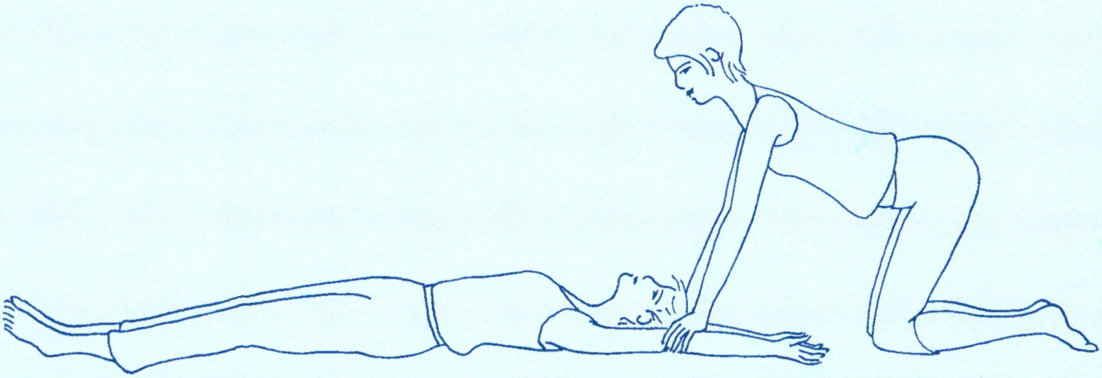

Brustwirbelsäulen-Dehnung

Nun wird Ihre Brustwirbelsäule bis hin zum Kreuzbein wohltuend gestreckt und gedehnt. Das beugt Rückenschmerzen vor.

1] Ihr Partner kniet hinter Ihrem Kopf und umfasst Ihre Handgelenke.

2] Mit gestreckten Armen zieht er Ihre Arme etwa drei Sekunden lang in einem 45-Grad-Winkel in Richtung seines Kopfes (siehe Abbildung oben). Dann lässt er wieder locker und wiederholt den Vorgang.

Beachten Sie, dass die Dehnung ganz sanft vollzogen werden soll.

Brustmuskel-Dehnung

Diese Übung bewirkt eine Dehnung der Brustmuskeln, sie lindert und beugt Schmerzen im Schulterbereich vor.

1] Sie liegen weiterhin auf dem Rücken, Ihr Partner befindet sich an Ihrem Kopfende. Sie strecken die Arme über Kopf.

2] Ihr Partner drückt nun Ihre Arme im Bereich der Ellenbogen sanft in Richtung Boden. Die Dehnung der Brustmuskeln soll drei Sekunden lang gehalten werden.

Legen Sie dann die Arme neben Ihrem Körper ab und spüren Sie der Übung nach.

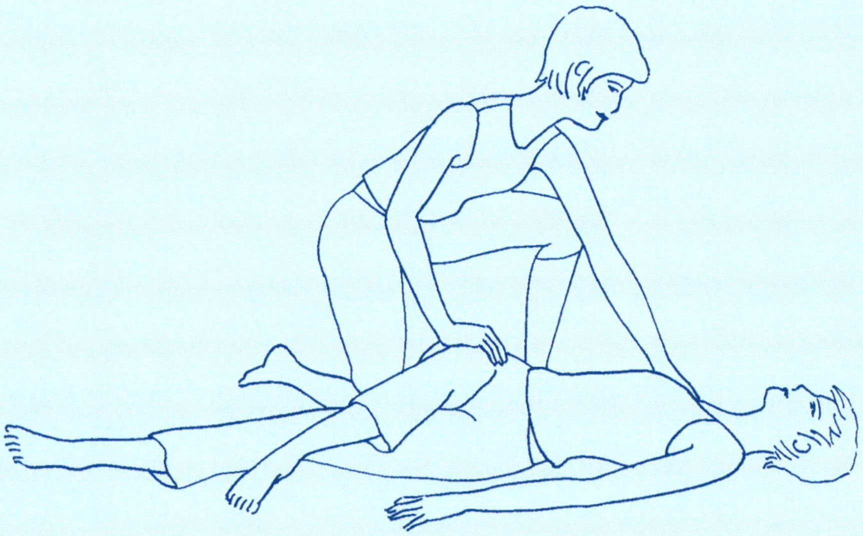

Oberkörper-Drehung

Die Drehung des Oberkörpers mobilisiert die Wirbelsäule und sorgt für eine Entlastung des Rückens, die als ganz besonders wohltuend empfunden wird.

1] Sie liegen weiterhin auf dem Rücken. Das eine Bein wird leicht angewinkelt über das andere gestreckte Bein oberhalb des Kniegelenks bis zum Boden geschoben.

2] Ihr Partner hält die Schulter, die sich mit dem Becken mitdrehen würde, auf dem Boden, sodass eine Verdrehung des Oberkörpers entsteht. Nach etwa ein bis zwei Minuten gehen Sie langsam wieder in die Rückenlage zurück.

Diese Übung soll in beiden Richtungen durchgeführt werden.

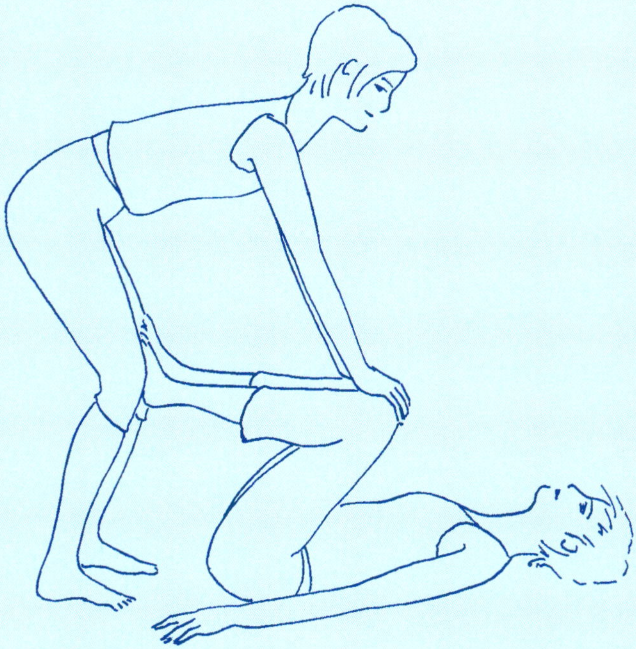

Lendenwirbelsäulen-Dehnung

Verspüren Sie – vielleicht durch stundenlanges Sitzen – manchmal Schmerzen im Bereich der unteren Lendenwirbelsäule? Dann ist diese Übung eine Wohltat für Sie.

1] Sie befinden sich wieder in Rückenlage auf der Matte. Ziehen Sie nun die Knie in Richtung Brust. Ihr Massagepartner steht an Ihrem Fußende.

2] Stützen Sie Ihre Füße an den Knien Ihres Partners ab, der sich zu Ihnen hinabbeugt. Mit gestreckten Armen schiebt er Ihre abgewinkelten Kniegelenke in Richtung Brust. Genießen Sie die angenehme Dehnung im Lendenbereich.

Nach einer kurzen Pause dürfen Sie die Übung wiederholen, wenn Sie und Ihr Partner Lust dazu haben. Oder wollen Sie vielleicht die Rollen tauschen, und Ihr Partner darf jetzt genießen?

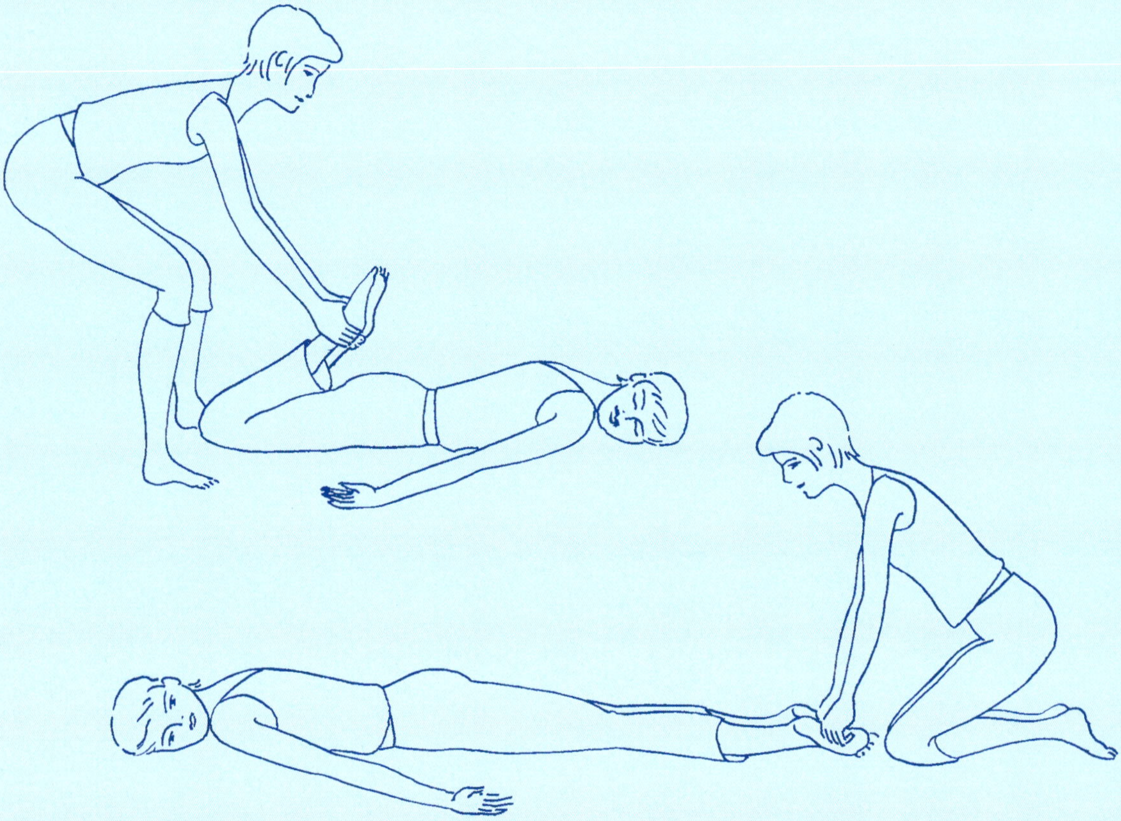

Oberschenkel-Dehnung

Nun werden die Vorderseiten Ihrer Oberschenkel gedehnt.

1] Sie drehen sich auf den Bauch und bewegen Ihre Unterschenkel in Richtung Gesäß. Ihr Massagepartner steht weiterhin an Ihrem Fußende.

2] Er versucht jetzt, Ihre angewinkelten Unterschenkel noch näher in Richtung Gesäß zu drücken. Signalisieren Sie ihm, wie weit er gehen soll (siehe Abbildung oben).

Sie dürfen den Vorgang mehrmals wiederholen und zwischendurch entspannen.

Lockerung der Füße

Lassen Sie sich nun die Fußgelenke lockern und dehnen. Starke, gesunde Füße sorgen für eine bessere Belastbarkeit der Beine.

1] Sie liegen wieder auf dem Bauch, diesmal jedoch strecken Sie Ihre Beine aus. Die Fußflächen zeigen nach oben.

2] Ihr Partner kniet an Ihrem Fußende und presst drei bis fünf Sekunden lang seine geballte Faust in Ihre beiden Fußsohlen.

Wenn es Ihnen angenehm ist, dürfen Sie diese Übung nach einer kleinen Pause noch mindestens ein- oder zweimal wiederholen.

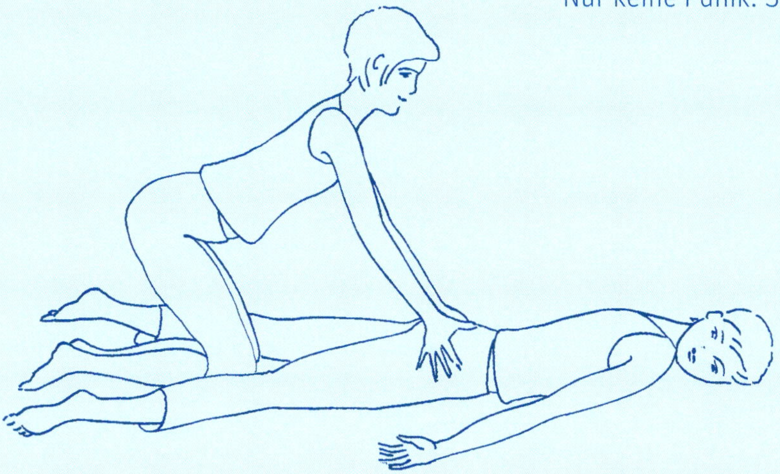

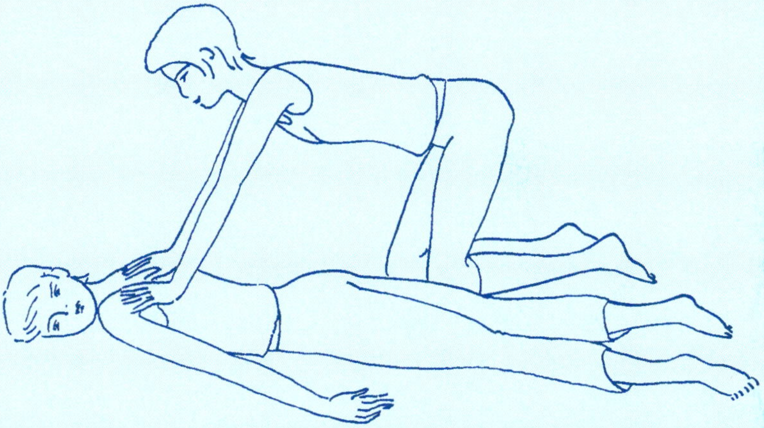

Entlastungsübung

Hierbei erfahren Sie eine wohltuende Entlastung von Hüfte, Gesäß und Oberschenkeln.

1] Sie liegen auf dem Bauch, Ihre Beine sind ausgestreckt und leicht gespreizt. Ihr Partner kniet zwischen Ihren Beinen.

2] Mit gestreckten Armen stützt er sich über Ihrem Gesäß ab. Seine Körperlast drückt zunächst darauf. In mehrfachem Griffwechsel verlagert sich diese dann auf Ihre Oberschenkelrückseiten bis hin zu den Knien.

Sie dürfen diesen Vorgang nach einer kurzen Pause nochmals wiederholen.

Lockerung des Rückens

Die Lockerung der Schultern bis hin zum Po entspannt Ihren gesamten Rücken.

1] Ihr Behandler kniet seitlich neben Ihnen, während Sie auf dem Bauch liegen.

2] Mit gestreckten Armen stützt sich Ihr Partner mit seinem ganzen Körpergewicht auf Ihre Schulterblätter. Kreisende Bewegungen der Hände sind hier sinnvoll.

Dieser Vorgang kann an Ihrem Rücken entlang mehrfach wiederholt werden, bis hinunter zum Gesäß.

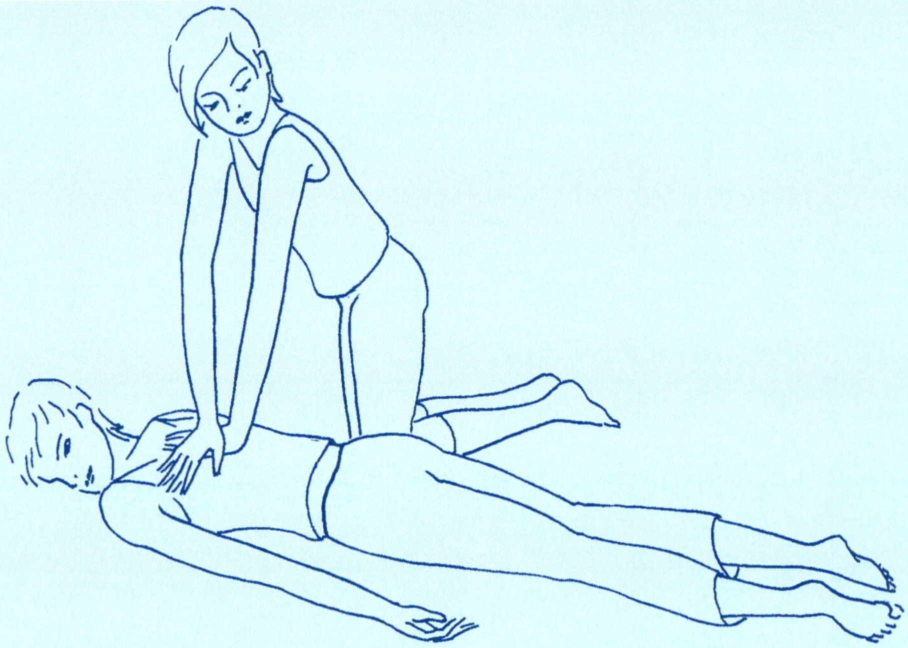

Lockerung der Wirbelsäule

Diese Lockerung der Wirbelsäule lässt Sie wohlig entspannen.

1] Sie liegen auf dem Bauch, Ihr Partner kniet wieder seitlich neben Ihnen.

2] Er stützt sich mit gestreckten Armen auf seine Handrücken auf Handrücken gekreuzten Hände, die etwa über der Mitte Ihrer Wirbelsäule ruhen und federt so vorsichtig die gesamte Wirbelkette vom unteren Nacken bis zum Kreuzbein ab.

Diese Prozedur sollte langsam und vorsichtig einmal durchgeführt werden.

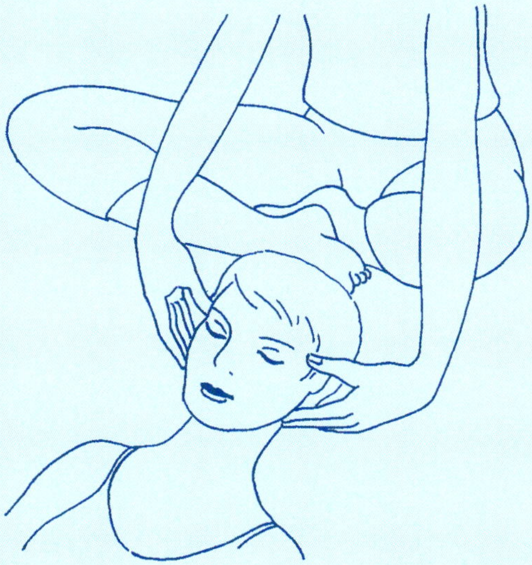

Gesichtsmassage

Die Entspannung des Gesichts wird sich während der Massage langsam auf Ihren ganzen Körper ausbreiten.

1] Ihr Partner sitzt nun im Schneider- oder Fersensitz an Ihrem Kopfende. Ihr Kinn ruht zunächst in beiden Hohlhänden Ihres Behandlers. Seine Daumen massieren vorsichtig dehnend den Bereich zwischen Mund und Unterkiefer.

2] Mit beiden Daumen erfolgt dann eine sanfte Massage der beiden Schläfengruben, wobei sich die gestreckten Zeige- und Mittelfinger am Unterkiefer abstützen (siehe Abbildung). Die Massagestriche im Gesicht verlaufen von der Mittellinie zur Verlängerung der Nase nach oben und unten in Richtung Schläfen und Kiefergelenke.
Ihr Partner massiert auch Ihre Kopfhaut durch Druck und Verschiebung.

Signalisieren Sie ihm, wie intensiv und mit welchem Druck er Sie behandeln soll.

Fit durch Nordic Walking

Von dem zwar sehr genussvollen, aber ganz und gar passiven Geschehen der »Massaggio d'amore« geht es nun wieder zu mehr Aktivität. Eine Broschüre beschreibt die Geburt des Nordic Walkings folgendermaßen: »1997 war die Stunde der Stöcke. Nordic Walking wurde erstmals in Finnland vorgestellt als Sommertrainingsmethode für die Spitzenathleten in Langlauf, Biathlon oder nordischen Kombinationen.«
Die neue Lauftechnik entwickelte sich auch bei uns ziemlich rasch zum Breitensport. In Finnland gehen eine Million Menschen für ihre Fitness nicht am Stock, sondern an zwei Stöcken. In Deutschland wurde das Berggehen mit Hilfe zweier Stöcke von dem Garmischer Bergwachtarzt Gottfried Neureuther, dem Vater des berühmten Skifahrers Christian Neureuther, bereits vor vielen Jahren propagiert. Der Bergsteiger hatte seinen sportbegeisterten Sohn schon in frühester Kindheit mit dieser Art des Laufens vertraut gemacht, um durch den Einsatz von Stöcken die Gelenke zu schonen.

Mehr Glückshormone durch Walking?

Heute benutzt man beim Nordic Walking High-Tech-Materialien mit hoher Steifigkeit und Leichtigkeit. Laut Werbung »erhöhen eine ComFit-Schlaufe mit 3-D-Verstellmöglichkeit und eine komfortable Passform den Laufkomfort. Die Quick-Lock-Spitze wurde in Zusammenarbeit mit erfahrenen Wissenschaftlern verbessert und bietet einen sehr guten Halt auf anspruchsvollem Untergrund.« Wie die Werbung weiter verkündet, werden nach etwa 30 Minuten der Bewegung mit solchen Stöcken durchs Gelände die sogenannten Glückshormone ausgeschüttet, die nicht nur entspannen, sondern auch die Fantasie und Kreativität anregen. »Run-off-high« nennt sich dieser Zustand.

Vorsicht vor falscher Technik

Die Realität sieht allerdings etwas nüchterner aus. Wenn ich bei meinen schnellen Spaziergängen im Wald stochernden Läufern begegne, die vorwiegend im Pulk mit ziel-

Nordic Walking – ein gutes Ganzkörperprogramm

Immer mehr Krankengymnasten und Ärzte schwören auf diese Lauftechnik – vorausgesetzt, Sie wenden sie richtig an. Für Menschen mit Sportverletzungen, etwa mit einer künstlichen Hüfte oder einem künstlichen Knie, ist Nordic Walking ein ideales, sanftes Bewegungstraining. Es kräftigt die Muskeln ganz hervorragend und verbessert die Koordination von Armen und Beinen.

Auch Muskelverspannungen im Rücken und anderen Körperbereichen lassen nach. Mit der korrekten Technik richtet sich der Körper automatisch auf, was zu einer Straffung des Gewebes und zum Aufbau geschwächter Muskeln führt. Nutzen Sie diese Möglichkeit und fangen Sie am besten gleich morgen mit dem Walking an.

strebig nach vorne gerichtetem Blick an mir vorbeihetzen, merke ich, dass dies wohl nicht der Sinn des Walkings sein kann. Denn wer die Technik nicht richtig beherrscht, sollte besser beim althergebrachten schnellen Spaziergang bleiben. Im Laufe meiner Praxisjahre habe ich schon viele «Stock-Stocherer« wegen sehr verspannter Schulter-Nacken-Muskeln behandeln müssen.

Die Stöcke bitte immer schwingen

Wenn dagegen, wie beim Langlaufen, die Stöcke locker durchgeschwungen und die Schlaufen rechtzeitig losgelassen werden, dann bleiben die Schultern locker. Gerechterweise muss ich zugeben, dass auch beim schnellen Spazierengehen die Hände wurstartig prall anschwellen können, wenn man sie nicht mitschwingen lässt.

Auch vor dem Walking ist ein Warm-up wichtig. Die Stöcke sind hierfür ein geeignetes Übungsgerät, das vielfältige Varianten zulässt.

Was noch nicht ist beim Nordic Walking, kann ja noch werden. Deshalb befürworte ich, dass viele Menschen diese recht neue Sportart erlernen. Sie hat durch eine Verbesserung der Energiebilanz nicht nur einen gesund machenden Schlankheitseffekt, sondern sie stabilisiert auch in Form des sogenannten Alfa-Walkings den Rücken.

Die Alfa-Technik: optimales Walken

Warum sollen wir beim Gehen den Oberkörper nach vorne neigen, wenn der Mensch doch dazu geschaffen ist, sich aufrecht fort-

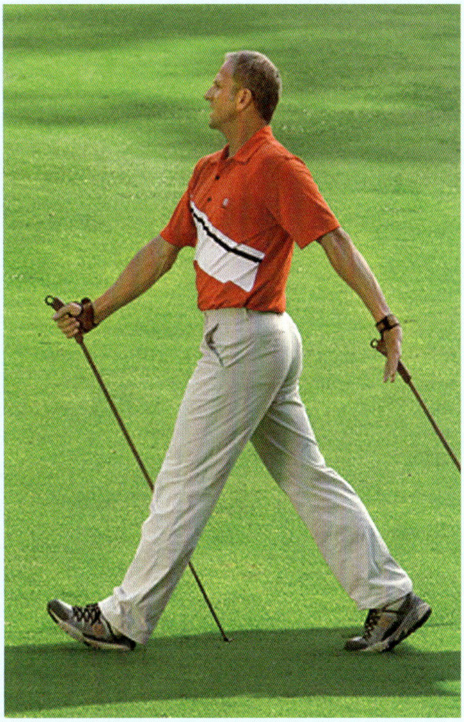

Eine Wohlfühl-Methode

Wenn Sie Freude am Walken in freier Natur haben, sollten Sie sich von einem erfahrenen Trainer die neue Alfa-Technik beibringen lassen. So ist auch wirklich garantiert, dass Sie dieses sanfte und effektive Ganzkörpertraining optimal für Ihre Gesundheit nutzen.

zubewegen (siehe Seite 19)? Hier kommt uns die neue Alfa-Technik sehr entgegen. Alfa heißt »aufrechte Körperhaltung – langer Arm – flacher Stock – angepasste Schrittlänge«. Die aufrechte Haltung mit einer stabilisierten Körpermitte führt dazu, dass die Organe wieder mehr Bewegungsspielräume bekommen.

Aufrechte Körperhaltung – wichtig zur Muskelstärkung

Gehen Sie aufrecht durchs Leben. Das macht Sie noch attraktiver. Auch Nordic Walking will, dass Sie mit erhobenem Haupt marschieren und so Ihr Wohlbefinden verbessern. Wenn Sie in Ihrem Bürostuhl versinken, fällt Ihre Wirbelsäule in sich zusammen, und Ihre Schultern hängen nach vorn. Das halten Ihre Bandscheiben auf Dauer nicht aus. Daher ist es nötig, dass Sie Ihren Oberkörper in seiner natürlichen Form aufrichten. Die Alfa-Technik bietet Ihnen die Möglichkeit dazu. Aber nur bei aufrechtem Oberkörer und richtig ausgeführter Technik werden alle Ihre Muskeln rund um die Wirbelsäule wirklich trainiert und gestärkt.

Langer Arm – flacher Stock

Losgehen heißt auch loslassen, belastende Probleme außen vor lassen. Die Bereitschaft, dies zu tun, spiegelt sich in der Nordic-Walking-Technik wider. Denn in der sogenannten Schubphase verlassen die Finger den Griff, lassen den Stock los. Das Öffnen der Hand in einem bestimmten Moment des Stockeinsatzes bringt Ihrem ganzen Körper Entspannung. Der lange Arm bei der Alfa-Technik erhöht den positiven Nutzen des Stockeinsatzes für den Oberkörper und entspannt Hals und Nacken.

Das Zusammendrücken der Schulterblätter führt in Verbindung mit dem langen Arm zu einer Dehnung und Aktivierung der Brustmuskulatur. Dies verbessert obendrein die Sauerstoffzufuhr. Achtung: Wenn Sie nur mit dem Ellenbogen nach hinten ziehen, ist das nicht gesundheitsfördernd für Ihre Schultergelenke! Durch den langen Arm und wenig Einsatz des Ellenbogens werden Ihre gesamte Oberarmmuskulatur sowie die obere Schulter- und Rückenmuskulatur gekräftigt. Wer die Alfa-Technik anwendet, läuft geschmeidig.

Angepasste Schrittlänge – ganz individuell

Ihre Schritte sollen nicht mal groß, mal klein sein, sondern angepasst an den Umfang der Schubbewegung. Diese ist abhängig vom Gelände, auf dem Sie gehen. Ob Sie bergauf oder bergab, auf einem Feld, einer Straße oder im Wald gehen, ergeben sich ganz individuelle Schrittlängen.
Wichtig für gesundes Gehen ist auch das richtige Schuhwerk. Kaufen Sie sich im Fachhandel für Sie persönlich geeignete Walking-Schuhe und lassen Sie sich dabei ausführlich beraten. Denn die aktive Fußarbeit in einem guten Schuh ist die Basis für Entspannung, Wohlbefinden und mehr Bewegungsspielraum beim Gehen.

Leicht: Aqua-Jogging

Durch Schwimmen und Aqua-Jogging bekommen Sie geschmeidige Muskeln und eine flexible Wirbelsäule. Wasser ist nämlich ein wundervoller Muskelentspanner. Es kann Ihre Beweglichkeit erheblich verbessern. Übungen im kühlen Nass sind leichter durchzuführen als Übungen an Land, weil die Erdanziehungskraft im Wasser geringer auf den Körper einwirkt. Das Schwimmen an sich ist als eine der gesündesten Sportarten anerkannt. Es aktiviert das Herz, den Kreislauf und die Durchblutung, es massiert sanft die Haut sowie die Muskulatur. Die Wirbelsäule und sämtliche Gelenke erfahren bei Bewegung im Wasser individuell dosierbaren Widerstand.

Besonders rückenfreundlich sind das Rückenschwimmen, aber auch das Kraulen sowie das sportliche Brustschwimmen, bei dem der Kopf ins Wasser eintaucht.

Sanftes Training im Wasser

Beim Aqua-Jogging können Menschen jeden Alters mit nur geringem Aufwand den ganzen Körper trainieren. Hierbei werden Bänder und Gelenke geschont, die Wirbelsäule entlastet und die Muskeln gekräftigt. Auch die Atmung verbessert sich. Aqua-Jogging schult zudem den Gleichgewichtssinn und die Konzentrationsfähigkeit, es fördert die Durchblutung von Haut, Bindegewebe und Muskulatur. Vor allem die Muskeln an Gesäß, Knien und Rumpf lassen sich im angenehm warmen Bewegungsbad hervorragend dehnen. Schließlich muss noch der immer willkommene Schlankheitseffekt erwähnt werden.

Das Körpergewicht reduziert sich im Wasser um 90 Prozent. Daher ist Aqua-Jogging auch ideal in der Schwangerschaft und bei Übergewicht.

Die Methode ist sehr leicht durchzuführen, Sie brauchen nicht viel zu lernen. Das Aqua-Jogging unterscheidet sich vom Dauerlauf lediglich durch das Medium Wasser. Denn ohne festen Grund unter den Füßen ist das

Probieren Sie es selbst aus: Übungen im Wasser

Die Arme sind gestreckt in Seithalte, Sie drehen Rumpf, Kopf und Arme nach links und rechts.

Die Arme sind gestreckt in Seithalte, Sie neigen den Rumpf seitlich nach rechts und links; der Kopf dreht sich jeweils in die Bewegungsrichtung.

Die Arme sind horizontal gestreckt, Sie drehen Rumpf und Kopf nach rechts und links.

Sie fassen die Haltestange mit gestreckten Armen von oben, wobei die gestreckten Beine stehen bleiben; den Körper nach rechts und links zur Wand schwingen.

Sie fassen die Haltestange mit gebeugten Armen von vorne; aus der Hocke heraus strecken Sie die Beine abwechselnd nach links und rechts an der Wand entlang, wobei der Körper mitgedreht wird.

Sie stehen seitlich zur Wand und umfassen die Haltestange mit gebeugtem Arm von oben; die Füße stehen parallel zur Wand, die Beine sind gerade; der haltende Arm wird gestreckt und der Körper seitlich von der Wand weggedehnt; dann Seitenwechsel.

Sie stehen mit dem Rücken zur Wand und greifen die Haltestange von oben; nun mit beiden Beinen das Wasser kräftig wegstoßen, die Hüfte dabei hochnehmen.

Sie fassen die Haltestange von oben mit den Händen und strecken die Arme; Sie stellen die Fußsohlen an die Wand, drücken sich ab und hocken wieder an.

Gehen und Laufen weitaus anstrengender. Wer im tiefen Wasser joggen will, trägt sinnvollerweise eine Schwimmweste, damit er nicht untergeht.

So laufen Sie im kühlen Nass

Beim Aqua-Jogging stehen Sie normalerweise bis zum Hals im Wasser und laufen, wie beim normalen Gang, mit den Füßen auf dem Boden, jedoch ohne sich dabei fortzubewegen. Sie schwingen gleichzeitig beide angewinkelten Arme. Die Bewegung darf nach einer Weile immer schneller werden, wodurch der Wasserwiderstand vergrößert und die gesamte Übung etwas anstrengender wird. Eine nochmals verstärkte Wirkung erzielen Sie dann, wenn Sie beim Gehen im Stand die Kniegelenke im Wasser abwechselnd in Richtung Brust hochreißen und dabei die geballten Fäuste wechselweise nach vorne stoßen.

Die Ordnungstherapie

Sie umfasst in der Kneippschen Heilweise die Lebensordnung für die Harmonie von Körper und Seele. Im körperlichen Bereich ist besonders die Stärkung von Atmung, Herz und Kreislauf, Verdauung, Wärmehaushalt und Schlaf wichtig. Durch Entspannungsverfahren wie Autogenes Training (siehe Seite 101), Yoga und Atemtherapie kommt der Patient zudem psychisch ins Gleichgewicht. Auch bei Rückenschmerzen gibt es zahlreiche Kneippsche Anwendungsmöglichkeiten, die für Linderung oder gar Heilung sorgen.

Dies ist nur eine mögliche Variante, der Vielfalt an Beweglichkeitsmöglichkeiten sind hier keine Grenzen gesetzt. Grenzen allerdings erlegt Ihnen Ihr Herz-Kreislauf-System auf, das selbstverständlich vor Beginn derartiger Aquafitness überprüft werden muss. Grundsätzlich sollten Sie Übungen, die Schmerzen auslösen oder unangenehm sind, sachte angehen oder gar nicht erst durchführen.

Heilsame Wasserreize

Sehr effektiv, auch bei Rückenschmerzen, sind Behandlungen mit warmem und kaltem Wasser. Das Wirkungsprinzip der physikalischen Anwendungen beruht auf Veränderungen der Blutgefäße und damit des Kreislaufs. Bei Wärme stellen sich die Blutgefäße weit, bei Kälte eng. Lokal angesammelte Schlackenstoffe werden durch Wärme schneller abtransportiert, der Stoffwechsel wird angeregt.

Kälte hingegen kann Reizzustände mildern und Stoffwechselvorgänge drosseln. Gerade der Wechsel zwischen Wärme und Kälte stellt ein hervorragendes Gefäßtraining dar und stärkt Herz und Kreislauf. Dies wussten schon die Ärzte des Mittelalters, beispielsweise Theophrastus Bombastus von Hohenheim, genannt Paracelsus (1493–1541). Seine Zeitgenossen jedoch hatten damals in Sachen täglicher Körperpflege nicht viel im Sinn mit dem kühlen Nass.

Kneippsche Anwendungen noch heute beliebt

Einer der bekanntesten Wasserkundler ist Pfarrer Sebastian Kneipp (1821–1897), der von seinen Ärzten wegen einer schweren Tuberkulose als hoffnungsloser Fall aufgegeben worden war. Dank der Heilwirkungen des Wassers gelang es ihm aber, sich selbst zu kurieren. Bis heute werden zahlreiche seiner Anwendungen von vielen Menschen mit großem Erfolg genutzt. Es gibt über 100 verschiedene Behandlungsformen, und viele weitere sind inzwischen dazugekommen. Die moderne Kneipp-Therapie setzt nicht nur auf Wasserheilverfahren und Bäderbehandlungen, sondern auch auf gezielte Bewegung, was auch der Rückengesundheit grundsätzlich sehr zugutekommt.

Bäder: Entspannung für den Rücken

Sie sind in Form von Ganz- oder Teilbädern möglich. Je nach Wärmeeinwirkung kann ein heißes Bad Sie ziemlich zum Schwitzen bringen. Mit der Zugabe von pflanzlichen Zusätzen werden ganz bestimmte Wirkungen auf den Körper erzielt. Bei akuten Rückenschmerzen beispielsweise kann ein heißes Vollbad mit Heublumenextrakt hilfreich sein. Das bringt Ihnen Entspannung pur.

So bereiten Sie ein Heublumenbad

Füllen Sie Ihre Wanne so weit mit etwa 38 °C warmem Wasser, dass Sie mit ausgestreckten Beinen bis zum Hals davon bedeckt werden. Geben Sie ein Heublumenextrakt in vorgeschriebener Menge ins Badewasser. Baden Sie darin etwa 10 bis maximal 20 Minuten. Ein kleines Kopfpolster leistet Ihnen übrigens gute Dienste während des Vollbads, damit Sie richtig relaxt in der Wanne liegen können.

Muten Sie Ihrer Haut keinesfalls täglich ein solches Entspannungsbad zu, denn ihr natürlicher Säureschutzmantel würde sonst leiden. Baden Sie außerdem nicht nach dem Essen mit vollem Magen. Wenn das Wasser zu heiß ist, besteht Gefahr für Herz und Kreislauf!

Warm duschen

Falls Sie keine Badewanne zur Verfügung haben, lindern Sie Rückenbeschwerden auch mit einer warmen Dusche. Vor allem bei Nacken- und Schulterproblemen, aber auch bei Schmerzen im Bereich der Brust- und Lendenwirbelsäule ist diese Anwendung sinnvoll.

Lassen Sie den weichen, warmen Wasserstrahl mit einer Temperatur zwischen 37 und 39 °C sanft und gleichmäßig über das schmerzende Gebiet rieseln, indem Sie sich selbst ein wenig hin- und herbewegen. Bei Beschwerden an der Brust- oder Lendenwirbelsäule können Sie auf einem Plastikhocker sitzend duschen.

So bereiten Sie ein Sitzbad

Nur Gesäß, Oberschenkel und Leib befinden sich bis zum Nabel im Wasser. Ihre Beine hängen heraus, die Unterschenkel und Füße bleiben also trocken. Lassen Sie in die Wanne zunächst lauwarmes Wasser von etwa 33 °C laufen. Nach einer Weile füllen Sie heißes Wasser von maximal 40 °C hinzu – bis in Höhe Ihres Nabels. Führen Sie die Prozedur in aller Ruhe ganz langsam durch. Sie sollte jedoch auf keinen Fall länger als 15 Minuten dauern. Wenn Sie wissen, dass Ihr Kreislauf nicht besonders stabil ist, sollten Sie anstelle eines Vollbads dieses Sitzbad nehmen.

Nach dem Bad in Stufenlagerung ruhen

Ganz wichtig ist es, dass Sie sich nach dem Wasserreiz etwa eine halbe Stunde in einer schmerzfreien, rückenfreundlichen Haltung ausruhen. Dazu ist die sogenannte Stufenlagerung sehr gut geeignet. Machen Sie das Bett für die Ruhepackung schon vorher fertig: Am Fußteil stapeln Sie einige flache Kissen in einer Höhe von etwa 50 Zentimetern übereinander. Wenn es Ihnen bequem ist, können Sie unter die Lendenwirbelsäule und unter den Kopf noch ein kleines Kissen legen. Über die gesamte Länge des Betts geben Sie nun ein großes Tuch oder eine Wolldecke. Darüber kommt – wieder über die ganze Länge – ein Frottiertuch.
Nach dem Bad trocknen Sie sich gut ab und lassen sich dann entspannt in Ihr Ruhebett sinken. Wickeln Sie sich ins vorbereitete Frottiertuch und in die Wolldecke ein und genießen Sie die wohlige Wärme für etwa 20 bis 30 Minuten. Danach ziehen Sie bitte gleich trockene Kleidung an und bleiben möglichst gut gewärmt. So ist Ihre Muskulatur vorbereitet, um beispielsweise ein paar Gymnastik- oder Dehnübungen zu machen (siehe Seite 114 und Seite 126).

Ideal ist es, wenn Ihnen jemand hilft, Sie in die Ruhepackung einzuwickeln. Dann können auch die Arme mit eingepackt werden, und Sie liegen wie in einem Kokon.

Wärme lindert Schmerzen

Moorpackungen sind vor allem bei langwierigen Bindegewebs-, Muskel- oder Gelenkentzündungen und Muskelverspannungen angezeigt. Aber auch bei Verschleiß oder Abnutzung der Wirbelkörper und Bandscheiben, zur Nachbehandlung von Gelenk- und Bandverletzungen können sie helfen.

Eine heiße Lehm- oder Moorpackung bekommen Sie nicht nur beim Physiotherapeuten, Sie können sie auch selbst herstellen. Die Zutaten dafür gibt es gebrauchsfertig in der Apotheke oder Drogerie.

Packungen: Moor und Fango

Echte Kneippianer unterscheiden sehr genau zwischen Wickeln und Packungen. Im Hausgebrauch sprechen wir allerdings meistens von Wickeln. Bei einem Wickel nehmen Sie ein Leinentuch, tauchen es in kaltes oder warmes Wasser, wringen es aus und führen es um die betreffende Körperregion herum. Darüber geben Sie dann ein trockenes Wolltuch.
Möchten Sie eine Packung zubereiten, wird das Tuch beispielsweise mit einem Zusatz von Lehm bestrichen oder in einen heißen Kräuterabsud gelegt. Bei Rückenschmerzen sind vor allem Lehm, Moor und Fango altbewährte und schmerzreduzierende Zugaben für Packungen. Sie sind ratsam bei allen nicht entzündlich bedingten Schmerzen im Bereich der Wirbelsäule.
Der Vorteil solcher Packungen ist, dass die Wärme über etwa 20 Minuten gleichmäßig gehalten wird.
Etwas einfacher in der Herstellung ist ein Kartoffelsack. Kochen Sie dafür etwa ein Pfund Kartoffeln in der Schale. Sie werden

heiß zerdrückt, auf ein Tuch gegeben und auf die schmerzende Stelle gelegt. Achten Sie allerdings darauf, dass Sie sich nicht die Haut verbrennen, denn die Kartoffelmasse ist im Inneren sehr heiß!
Dieses Rezept hilft bei Ischiasbeschwerden, Hexenschuss und Muskelverspannungen am Rücken: Lösen Sie ein Pfund Kochsalz in zwei Liter siedendem Wasser auf. Tränken Sie ein eingerolltes Frottiertuch mit der heißen Salzlösung, wringen Sie es aus und wenden Sie es wie einen Wickel an, indem Sie es auf die schmerzende Stelle legen und sich mit einer wärmenden Decke umhüllen.

Kleiner Urlaub: Schwitzen in der Sauna

In der Sauna erleben Sie eine Überhitzung des Körpers in trockener Wärme, was zu starker Schweißbildung führt. Das anschließend an die Überhitzung folgende kalte Duschen oder das Tauchbad bietet Ihnen ein sehr intensives Kreislauftraining. Mit dieser Abhärtungsmethode vermögen Sie den ganzen Körper, insbesondere auch den Rücken und seine Muskeln, richtig aufzuwärmen und zu lockern.

Schwitzen in der Sauna ist wie ein kleiner Wellness-Urlaub. Gönnen Sie sich diesen ruhig regelmäßig, um Ihr Immunsystem zu stärken.

Wenn Sie die üblichen Saunaregeln beachten, können Sie Ihren Rücken möglicherweise völlig schmerzfrei halten und erzielen obendrein eine ganz hervorragende Aktivierung Ihres Immunsystems, mit der Sie Erkältungskrankheiten und die Anfälligkeit dafür vermindern.

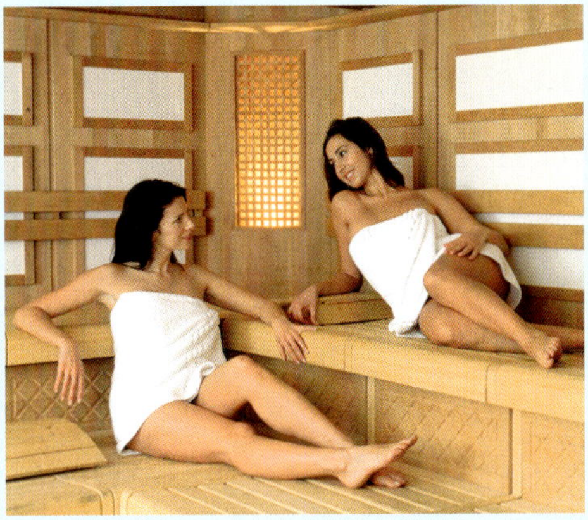

Plazieren Sie sich ganz entspannt auf den Holzrost, auf dem Ihr Handtuch liegt. Sie können fünf bis maximal zehn Minuten in der heißen Luft ausharren. Anschließend tauchen Sie kurz ins kalte Wasserbecken oder nehmen eine kalte Dusche. Wiederholen Sie diese Prozedur insgesamt zwei- bis dreimal.

Falls Sie die Sauna noch nicht gewöhnt sind, sollten Sie bei den einzelnen Gängen nicht länger als fünf Minuten in der Kabine bleiben. Sonst wird Ihr Kreislauf zu stark belastet. Bei erhöhtem Blutdruck oder Herzschwäche müssen Sie unbedingt vorher mit Ihrem Arzt Rücksprache halten. Der häufige Temperaturwechsel könnte dann nämlich nicht gut für Sie sein. Wenn Sie an einer akuten Infektionskrankheit leiden, gehen Sie bitte auf keinen Fall in die Sauna!

Ganz wichtig ist, dass Sie sich nach den Saunagängen etwa eine halbe Stunde gut entspannen. Diese Zeit braucht Ihr Körper, um die ständigen Temperaturwechsel wieder auszugleichen. Wenn Sie Ihre Immunabwehr stärken wollen, sollten Sie am besten jede Woche in die Sauna gehen.

Blockaden lösen durch fernöstliche Heilweisen

Nun stelle ich Ihnen noch drei wundervolle Methoden vor, die Ihnen ein Leben lang auf sanfte Art helfen können, nicht nur die allgemeine Gesundheit mit einem stabilen Rücken zu erhalten, sondern sich auch noch rundum wohl zu fühlen. Sie alle setzen darauf, die Energien im menschlichen Körper zum Fließen zu bringen, damit er bis ins hohe Alter fit, aktiv und gesund bleibt.

Einfach: Dermapunktur

Diese Methode hat ihren Ursprung in der Akupunktur, der fast 5000 Jahre alten chinesischen Heilmethode, die durch Nadelstiche an bestimmten Hautpunkten einen gesundheitsfördernden und schmerzstillenden Effekt erzielen soll. Der Begriff ist aus dem griechischen *derma* (Haut) und dem lateinischen *punctio* (Einstich) zusammengesetzt.
Die Dermapunktur stellt eine relativ neue, nebenwirkungsfreie Schmerztherapie auch für zu Hause dar. Durch den saften Reiz auf der Haut sollen die Selbstheilungskräfte des Organismus angeregt werden. Um einen Behandlungserfolg zu erzielen, müssen die Anwendungen täglich etwa 10 bis 20 Minuten lang durchgeführt werden.

Antischmerzwirkung bewiesen

An der Methode der Akupunktur hat sich während der letzten 1000 Jahre nichts verändert. Gewandelt jedoch haben sich die theoretische Begründung und das philosophische Beiwerk, das die alten Chinesen dieser Heilweise gaben.

Der sanfte Reiz der versilberten Dermapunktur-Nadelspitzen löst Haut-, Muskel- und Nervenreflexe aus, wodurch Schmerzen reduziert werden.

Während man bei der Akupunktur an bestimmte Stellen des Körpers Nadeln setzt, um die Bewegung der Lebensenergie Qi anzukurbeln und Blockaden zu lösen, bewirkt die Dermapunktur mit einem Massageroller (Antischmerzroller) lediglich eine Reizung der behandelten Körperbereiche. Sie entsteht durch die sehr feinen Stiche der versilberten, etwas abgestumpften Nadelspitzen auf dem Dermapunktur-Massageroller. Dieser wird zügig auf der Haut hin- und hergerollt. Durch die Hautreize kommt es im Nervensystem offenbar zu Hemmungen von Schmerzinformationen und zur Aktivierung von körpereigenen Schmerzhemmsystemen. Gleichzeitig werden durch den mechanischen Effekt die Haut, das Bindegewebe und die Muskulatur erwärmt und besser durchblutet, verspannte Muskeln werden gelockert und entkrampft. Die Wirkungsweise der Dermapunktur-Massage ist inzwischen sogar wissenschaftlich bewiesen und akzeptiert. Ihr Anwendungsbereich liegt im medizinischen, kosmetischen und sportlichen Bereich. Dermapunktur-Roller sind übrigens in Sanitätsfachhäusern erhältlich.

Schmerzen reduzieren ohne Nebenwirkungen

Solche alternativen Therapiemethoden, mit denen man Schmerzen, auch wenn sie bereits chronisch geworden sind, nebenwirkungsfrei mildern oder gar beseitigen kann, gewinnen heute immer mehr an Bedeutung. Der Massageroller mit den feinen Nadelspitzen kommt bei zahlreichen körperlichen und seelischen Beschwerden zum Einsatz: Er hilft bei Migräne und Kopfschmerzen, bei steifem Hals, rheumatischen Schmerzen, Arthrose, Ischias-, Rücken- und Wirbelsäulenbeschwerden.

Auch bei Verletzungen im Sportbereich sorgt er für Linderung, etwa bei Zerrungen, Sehnenverletzungen, Muskelkrämpfen und Muskelkater, zur Regeneration muskulärer Verspannungen, bei Tennisarmbeschwerden und Knieproblemen sowie zur Nachbehandlung und Regeneration von Sportverletzungen. Schließlich trägt die Dermapunktur auch zur Steigerung der Wettkampfbereitschaft sowie zur Optimierung der Aufwärmphase bei.

Forschungsergebnisse

Wissenschaftliche Untersuchungen haben gezeigt, dass die Dermapunktur nicht nur eine lokale Wirkung erzeugt, die sich nach etwa 30 Sekunden Bearbeitung der Haut mit sanftem Druck in einer leichten Rötung zeigt. Neben dem gefäßerweiternden Effekt ergab sich auch noch eine erhebliche, lang anhaltende Verringerung der Muskelaktivität. Extrem verspannte Muskeln wurden stärker entspannt als solche mit normaler Grundspannung.

Die positiven Effekte dieser Therapiemethode für das Nervensystem und die damit verbundenen Auswirkungen auf das Großhirn wurden durch computergestützte EMGs dokumentiert. Gehirnströme zeigten zunehmende Ausgeglichenheit und Entspannung.

Info: Eine Elektro-Myographie (EMG) ist ein Untersuchungsverfahren, bei dem die natürliche, elektrische Aktivität des Muskels gemessen wird. Damit kann festgestellt werden, ob der Muskel erkrankt ist oder der Nerv, der diesen Muskel mit Information versorgt, nicht mehr richtig funktioniert. Das Untersuchungsergebnis liegt hinterher als Elektro-Myogramm vor.

Eine Wohltat für die Seele

Bei vegetativ bedingten Störungen wie Stress und Schlaflosigkeit zeigte die Dermapunktur-Massage ebenfalls eine positive Wirkung. Sie beruhigt die aufgewühlte Seele und sorgt für Entspannung. Sie vermag außerdem den Kreislauf zu stabilisieren, die Beschwerden bei Asthma und Bronchitis zu lindern sowie das Immunsystem zu aktivieren.

Im kosmetischen Bereich wird der Massageroller gerne zur Vorbeugung und Behandlung von Cellulite an Beinen, Oberschenkeln und Oberarmen genutzt. Er sorgt für eine Straffung allzu schlaffer Haut, für eine Steigerung des Lymphabflusses und eine Entschlackung des Bindegewebes.

Sanft: Akupressur

Noch aus unserer Kindheit wissen wir, dass wir durch einen gewissen Druck mit den Fingerkuppen auf umschriebene Körperstellen Schmerzen lindern können. Das sind diese bestimmten »Da-wo-es-weh-tut-Punkte«. Wenn Sie einmal aufmerksam und intensiv Ihren ganzen Körper abtasten, werden Sie an vielen Stellen solcher Punkte fündig. Ohne den Hintergrund der Philosophie der chinesischen Medizin zu beherrschen, darf man davon ausgehen, dass auch die alten Chinesen schon vor Tausenden von Jahren derartige Punkte erspürten und behandelten. Wir können heute selbst erleben, wie unser Wohlbefinden durch Druck auf diese Punkte verbessert werden kann. Je nach Empfindlichkeit des einzelnen Punktes ist zur Behandlung ein kräftiger Fingerdruck von drei bis fünf Minuten erforderlich, um eine Wirkung zu erzielen. Ihr Fingerspitzengefühl weist Ihnen den Weg zum Kern des Schmerzpunktes, der von mehr oder weniger schmerzhaften Zonen umgeben ist.

Energieblockaden lösen und Muskeln entspannen

Wenn wir die chinesische Philosophie noch mit einbeziehen wollen, dann werden wir akzeptieren, dass die fernöstliche Vorstellung diese Punkte auf den Organmeridianen gedanklich aufreiht, um durch die Behandlung der Punkte den Energiefluss zu harmonisieren, anzuregen oder zu dämpfen.

Akupressur hilft nicht nur bei Rückenschmerzen

Sie können diese Methode bei sich selbst und anderen gegen zahlreiche Alltagsbeschwerden anwenden. Sie hilft bei Kopf- und Zahnschmerzen, sie lindert Verdauungsstörungen, etwa Durchfall, Blähungen und Verstopfung, sie stärkt die Abwehr bei Erkältungskrankheiten wie Husten und Heiserkeit.

Sehr wohltuend ist der relaxierende Effekt bei Verspannungen der Muskulatur an Nacken, Rücken und Schultern. Schließlich beeinflusst die Akupressur auch die Seele positiv und beruhigt bei Schlafstörungen und Nervosität, sie zentriert bei Konzentrationsschwäche und regt an bei Appetitlosigkeit.

Durch sanftes Drücken und Massieren bestimmter Stellen auf den Meridianen (Energieleitbahnen) werden – wie bei der Dermapunktur – Nervenreflexe in Haut und Muskeln ausgelöst. Sie werden zum Gehirn weitergeleitet, wo sie das Schmerzempfinden beeinflussen. Dies löst energetische Blockaden, die Muskeln können wieder entspannen und die Durchblutung wird verbessert. Oft wendet man die Akupressur zusammen mit Heilkräutern an, was deren Wirkung noch verstärken soll.

So behandeln Sie sich selbst

Die Massagereizungen erfolgen nur über die Fingerspitzen. Zunächst drücken, dann massieren Sie leicht den gewählten Punkt mit dem Daumen, dem Zeigefinger oder dem Mittelfinger. Anfangs massieren Sie einige Minuten im Uhrzeigersinn; wenn Sie etwas erfahrener sind, genügen schon ein paar Sekunden. Die positive, wohltuende Wirkung tritt manchmal sofort ein, sie kann aber auch eine Weile auf sich warten lassen. Haben Sie etwas Geduld.

Bei Kreuzschmerzen massieren Sie beispielsweise die Punkte rechts und links entlang der Beckenknochen, zur Wirbelsäule hin. Damit lockern Sie Muskelverspannungen sehr erfolgreich und wirken den unangenehmen Schmerzen entgegen.

Wenn Sie unter Nackenschmerzen leiden, sollten Sie einige Punkte rechts und links der Halswirbelsäule behandeln. Auf Druck reagieren diese wahrscheinlich mit Schmerz. Massieren Sie vorsichtig in verschiedene Richtungen, so lange, bis der Schmerz quasi wegmassiert ist. Auch entlang der Schultern, und zwar vorne und hinten, gibt es zahlreiche Punkte, die Sie mit Daumen und Zeigefinger leicht kneten können.

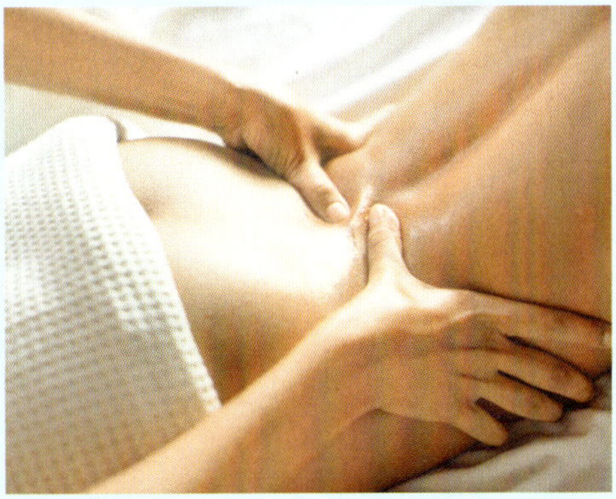

Leichte Fingermassage

Die Akupressur schafft auch bei akuten Beschwerden Abhilfe. Es geht hier vor allem darum, die Selbstheilungskräfte des Körpers anzuregen. Dazu werden ganz gezielt einige der 360 Akupressurpunkte sanft gedrückt und massiert, die nach den Regeln der Traditionellen Chinesischen Medizin über dem ganzen Körper verteilt auf den sogenannten Meridianen (Energieleitbahnen) liegen. Sie können sich entweder selbst behandeln oder auch behandeln lassen.

Ein paar Regeln zur Selbstbehandlung

- Akupunkturpunkte lassen sich leicht finden, weil sie auf Druck deutlich schmerzhafter reagieren als andere Punkte.
- In Bereichen, wo sich Muskeln befinden, dürfen Sie mit stärkerem Druck arbeiten als in knochigen Regionen, beispielsweise am Schienbein.
- Eine Behandlung dauert etwa 15 Minuten.
- Steigern Sie den Druck im Lauf der Behandlung. Die Massage soll jedoch nicht schmerzhaft sein.
- Nur gesunde Haut wird gedrückt und massiert, Narbengewebe, Pigmentflecken, Warzen oder entzündete Hautareale sparen Sie bitte aus.
- Ein Akupressurpunkt sollte etwa 30 bis 60 Sekunden lang bearbeitet werden.

Alte Lehre: Ayurveda

Wir sind in der Therapie und Vorbeugung von Schmerzen im Bereich des Rückens und Nackens nun beim letzten Thema angelangt, nach dem Spargel-Genuss-Prinzip beim Feinsten des vornehmen Spargelgemüses, bei den Spargelspitzen. Es die indische Kopfmassage, die auf einem traditionellen System der fernöstlichen Medizin, nämlich Ayurveda basiert.

Die Therapie des Ayurveda bezieht sich nicht nur auf den Körper, sondern auf alle Bereiche des menschlichen Daseins.

Diese Lehre wird seit über 3000 Jahren in Indien praktiziert. Ayurveda bedeutet Wissenschaft vom Leben oder Wissen vom Leben. Es ist ein umfassendes Behandlungssystem, vielleicht das älteste der Welt, das seine ganzheitliche Sichtweise zur Therapie und Vorbeugung von Krankheiten lehrt. Sein Ziel ist die Balance von Geist, Körper und Seele. Ayurveda erfasst den Menschen auf allen Ebenen des Seins.

Logische Gesetze und Prinzipien

Es werden sämtliche Lebensfaktoren betrachtet: Körper, Geist und Seele, Krankheiten und Symptome, das Alter, die individuelle Konstitution, das private und berufliche Umfeld, die Ernährung sowie die Spiritualität. Während die moderne Medizin behauptet, dass fast alle Krankheiten durch Erreger, durch genetische Schäden oder unvorhergesehene Ereignisse verursacht werden, sieht Ayurveda ihren Ursprung meist in einer falschen Lebens- und Ernährungsweise.
Die indische Heillehre basiert auf logischen Gesetzen und Prinzipien. Mit Ayurveda kann man praktisch alle Krankheiten behandeln. Es gibt keine allgemeingültigen Genesungswege, sondern jede Heilpflanze und jede Behandlungsweise wird genau auf den augenblicklichen Zustand des Patienten zugeschnitten.

Indische Kopfmassage – wohlige Entspannung

Es ist bekannt, dass speziell die Nacken- und Gesichtsmuskulatur, vor allem aber die Stirnmuskulatur, repräsentativ sind für den Spannungszustand der etwa 650 willkürlichen Muskeln des Menschen. Deshalb widmet sich die indische Kopfmassage den Muskeln des Gesichts, des Nackens und des Rückens. Wenn wir durch Stirnrunzeln Sorgen oder Schmerzen signalisieren, verspannen wir unsere Gesichtmuskeln, unser Ge-

sicht wirkt hart und starr. Wir benötigen 17 Muskeln für ein Lächeln, aber 43 für ein durchschnittliches Stirnrunzeln.
Die Massage des Kopfes verbessert die arterielle Durchblutung der Muskeln, versorgt diese mit frischem Sauerstoff und Nährstoffen, beschleunigt den schnelleren Abfluss des venösen Blutes und bewirkt eine effiziente Lymphdrainage zum Abbau von Schadstoffablagerungen. Leistungsfähigkeit und Heilungsprozesse werden beschleunigt, Schmerzen, Steifheit und Muskelermüdung verringert.

Hebt die Stimmung und vertreibt Schmerzen

Da Kopf und Kopfhaut, speziell auch die Nackenregion, über eine große Anzahl an Sinnesrezeptoren verfügen, ist die Massage in diesen Bereichen für die gesamte Stimmung des Menschen wirksam. Die Massage des Kopfes hat Auswirkungen auf Haut und Haar, sie geht im wahrsten Sinne des Wortes unter die Haut. In der langen Tradition dieses Heilverfahrens werden ätherische Öle verwendet, um die positiven Auswirkungen der Behandlung zu verstärken. Weihrauch, Lavendel und Jasmin erreichen auch die letzten schmerzverhindernden Areale des Gehirns. Die indische Kopfmassage endet häufig mit einer genussvollen Entspannungstechnik namens Shirodhara. Dabei wird warmes Sesamöl langsam auf die Stirnmitte gegossen. Dieser Punkt wird das »Dritte Auge« genannt – ein Bereich von großer spiritueller Bedeutung. Shirodhara kann bis zu einer Stunde dauern.

So massieren Sie:

Sie behandeln hauptsächlich mit den Fingerkuppen in sanft kreisenden Bewegungen zuerst die Schultern, die Oberarme und den Nacken Ihres Partners, um Verspannungen nach langem Sitzen zu lösen. Dann werden der gesamte Hinterkopf, die Schläfen und das Gesicht massiert. Je nach den individuellen Bedürfnissen der empfangenden Person sparen Sie bestimmte Bereiche aus, etwa die Augen, falls sie Kontaktlinsen trägt.

Nehmen Sie sich viel Ruhe für die Kopfmassage. Ihre massierenden Hände sollen Ihrer Partnerin oder Ihrem Partner ein Gefühl von Wärme und Optimismus vermitteln, sie stellen für sie/ihn eine Insel der Ruhe im stressigen Alltag dar. Belebend wirkt die Massage, wenn Sie die Kopfhaut etwas schneller bearbeiten und sanft verschieben.

Hilfreiche Adressen

Bundesverband der deutschen Rückenschulen (BdR) e.V.
Postfach 1124
30011 Hannover
Tel. 0511-3502730
Fax 0511-3503866
E-Mail: info@bdr-ev.de

Bundesministerium für Bildung und Forschung
Website: www.bmbf.de
Hier können Sie die Broschüre »Chronischer Schmerz« kostenfrei downloaden.

Eine große Auswahl an Rückenfitness-Zentren®, in denen der Back-Check® angeboten wird, finden Sie im Internet unter www.dr-wolff.de

Aktion Gesunder Rücken (AGR)
Postfach 103
27443 Selsingen
Tel. 0700-247 11 111
Eine Liste mit zertifizierten FPZ-Rückenzentren können Sie im Internet über die Website des Vereins »Aktion Gesunder Rücken« unter www.agr-ev.de herunterladen.

Jahrling Orthopädieschuhtechnik
Schiffenberger Weg 115
35394 Gießen
Tel. 0641-74155
Fax 0641-74145
E-Mail: info@jahrling.de
Website www.footpower.de

Zahlreiche Informationen übers Golfspielen finden Sie auf dieser Website:
www.golf.de/langer

Hier finden Sie eine große Auswahl an Sport- und Reha-Geräten zur Rückenschulung:
www.sport-thieme.de
www.frei-ag.de

Corpus Concepts
Akademie und Forschungszentrum für Ganzheitsmedizin (AFG)
Hauptstraße 110
55743 Idar-Oberstein
Tel. 06781-263151
Fax 06781-47505
www.corpus-concepts.de

3D: Diers International GmbH
Dillenbergweg 4
65388 Schlangenbad
Tel. 06129-4886-0
Fax 06129-4886-50
www.diers.de

HEINZ KETTLER GmbH & Co. KG
Hauptstraße 28
59469 Ense-Parsit
Tel. 02938-810
Fax 02938-2022
www.kettler.net

MediMouse: idiag GmbH
Schaubingerstraße 7
79713 Bad Säckingen
Tel. 07761-9338363
Fax 07761-9338362

Pedalo: Holz-Hoerz GmbH
Lichtensteinstr. 50
72525 Münsingen
Tel. 07381-93570
Fax 07381-935740

ISG e.V. Innovative Systemergonomie und Gesundheit
Schillerstraße 131-133
72458 Albstadt
Tel. 07431-1349045
Fax 07431-1349044
Internet: www.isg-systemergonomie.de

Literatur

Lindemann, Hannes:
Allein über den Ozean.
Delius Klasing, 2. Aufl., September 2000

Haaga, Eva Maria:
Entspannen durch Autogenes Training.
Knaur Ratgeber Verlag, München 2007

Hennig, Marita:
Progressive Muskelentspannung.
Knaur Ratgeber Verlag, München 2006

Schmid-Eschmann, Verena:
Richtig atmen – aber wie.
Heyne-Verlag 1998

Dr. Asshauer, Egbert:
Die Schmerzfibel.
Delphin-Verlag, Köln 1984

Lattuada, Pierluigi:
Massaggio d'amore.
casa editrice meb, Padova 1990

Wilhelm, Andreas; Neureuther, Christian; Mittermaier, Rosi:
Nordic Walking Praxisbuch.
Knaur Ratgeber Verlag, München 2006

Heßmann-Kosaris, Anita:
Wasser ist die beste Medizin.
Knaur Ratgeber Verlag, München 2006

Memmert, Martin und Gunter:
Die Wirbelsäule in der Anschauung.
Springer, Berlin 1999

Bundesministerium für Bildung und Forschung:
Broschüre Chronischer Schmerz, Ergebnisse der Forschung verbessern die Versorgung der Patienten.
Texte auf den Seiten 52 bis 54 und 60 wurden in leicht modifizierter Form dieser Broschüre entnommen.

Reinhardt, Bernd:
Die große Rückenschule.
perimed Fachbuch Verlagsgesellschaft mbH, Erlangen 1991

Reinhardt, Bernd:
Rückenschule zur Prävention von Rückenschmerzen. In: Archibald von Strempel (Hrsg.):
Die Wirbelsäule, Seite 443-453
Thieme Verlag, Stuttgart 2001,

Reinhardt, Bernd:
Das Bewegungssegment im Blickfeld der orthopädischen Rückenschule.
ML-Verlag, Uelzen 1993

Höfling, Siegfried; Giesecke, Otto (Hrsg.):
Gesundheitsoffensive Prävention.
Sonderausgabe Politische Studien 2001.
Hans Seidel Stiftung

Davison, G. W.:
Runde Sache – Große Wirkung, Training und Therapie auf dem Minitrampolin.
Verlag Joachim Heymans, 1987

Häfelinger, Ulla; Schuba, Violetta:
Koordinationstherapie – Propriozeptives Training, (Wo Sport Spaß macht).
Meyer & Meyer Sport, 2002

Denner, Achim:
Muskuläre Profile der Wirbelsäule.
Springer, Berlin 1995

Register

Der Autor

Dr. med. Bernd Reinhardt ist Arzt für Orthopädie, Sportmedizin, Chirotherapie und physikalische Medizin sowie Begründer und Ehrenvorsitzender des Bundesverbandes der deutschen Rückenschulen (BdR). Er hat bereits viele erfolgreiche Ratgeber veröffentlicht und ist Autor zahlreicher Artikel, Fernseh- und Videoproduktionen.

Wichtiger Hinweis

Die im Buch veröffentlichten Ratschläge wurden mit größter Sorgfalt von Verfasser und Verlag erarbeitet und geprüft. Eine Garantie kann jedoch nicht übernommen werden. Ebenso ist eine Haftung des Verfassers bzw. des Verlages und seiner Beauftragten für Personen-, Sach- oder Vermögensschäden ausgeschlossen.

Bibliografische Information der Deutschen Nationalbibliothek
Die Deutsche Nationalbibliothek verzeichnet diese Publikation in der Deutschen Nationalbibliografie; detaillierte bibliografische Daten sind im Internet über http://dnb.d-nb.de abrufbar.

Bildnachweis
Umschlagfoto: Getty Images/3D4Medical.com
Fotos: Corbis/Owen Franken S. 17/zefa/Pinto S. 151; Ganter Shoe Fashion GmbH S. 80; Gaugler & Lutz oHG S. 90; Getty Images/3D4Medical.com S. 10 (7mal); Getty Images/The Image Bank S. 97; Norbert Hellinger S. 57, 141; Jump/Renate Forster S. 50/Marco Grundt S. 92, 94/Roger Hoede S. 96, Kristiane Vey S. 86; Heinz Kettler GmbH & Co. KG S. 129; Silvia Lammertz S. 29, 69, 79, 95, 100, 102, 107; mauritius images/age S. 147/Phototake S. 22; Medicalpicture/ Chromorange S. 21; Superbild/BSIP S. 45
Alle Illustrationen: Gisela Rüger, München außer Holger Vanselow S. 24

Projektleitung: Franz Leipold
Redaktion: Birgit Kaltenthaler, Gilching
Herstellung: Veronika Preisler
Bildredaktion: Sylvie Busche (Ltg.), Markus Röleke
Umschlaggestaltung und Layout: griesbeckdesign, München
Satz und DTP: Gaby Herbrecht, Mindelheim
Reproduktion: Repro Ludwig, Zell am See
Druck und Bindung: Firmengruppe APPL, aprinta druck, Wemding

Printed in Germany

ISBN 978-3-426-64546-8

5 4 3 2 1

Wie Sie mit der CD üben können

Die CD enthält zwei unterschiedliche Übungsprogramme:

- Haben Sie nur wenig Zeit, dann führen Sie das »Kurzprogramm für Eilige« durch, das Sie am besten täglich wiederholen. Hier finden Sie Dehnungs- und Kräftigungsübungen für Nacken, Schultern und Rücken. Sie helfen Ihnen, Verspannungen zu lösen, die Muskeln zu lockern und den Stress des Arbeitsalltags hinter sich zu lassen.

- Das ca. 50-minütige Programm »Ohne Rückenschmerzen bis ins hohe Alter« bietet eine Mischung aus Workouts, Stretching und visueller Meditation und ist ideal geeignet, um Ihre Rückenmuskulatur zu stabilisieren und nachhaltig zu kräftigen. Damit sind Sie den Anforderungen und Belastungen des Alltags gewachsen und bleiben langfristig gesund, fit und beweglich.

Zum Üben benötigen Sie lediglich eine Matte oder einen Stuhl, ein kleines Kissen und einen CD-Player. Die CD ist in 23 Tracks unterteilt. Suchen Sie sich das gewünschte Übungsprogramm aus und klicken Sie mit der Programmierfunktion die entsprechenden Tracks an.

Bevor Sie mit den Übungen beginnen ...

- Lassen Sie den Alltag draußen vor der Tür, schaffen Sie eine ruhige Atmosphäre, suchen Sie sich einen angenehm temperierten Raum und sorgen Sie für ausreichend frische Luft.
- Achten Sie darauf, dass Sie nicht durch Telefon, Handy, Familienmitglieder, Freunde etc. gestört werden.
- Ziehen Sie bequeme Trainingskleidung an und legen Sie alles ab, was beim Üben hinderlich sein könnte.
- Machen Sie vor den Workouts immer ein kurzes Warm-up. Damit regen Sie die Atmung, Sauerstoffaufnahme und Durchblutung an und bereiten Ihre Muskeln auf das folgende Übungsprogramm vor.

Bitte unbedingt beachten

Leiden Sie unter akuten oder chronischen Rückenproblemen und bereiten Ihnen manche Bewegungen Schmerzen, sollten Sie Ihren Arzt um Rat fragen, bevor Sie das Übungsprogramm starten.